作業療法研究法
Research methods in occupational therapy

編著 竹田徳則 　第3部「統計解析」監修 　廣江貴則
　　 大浦智子 　第3部「統計解析」編著 　藤本修平
著　 木村大介

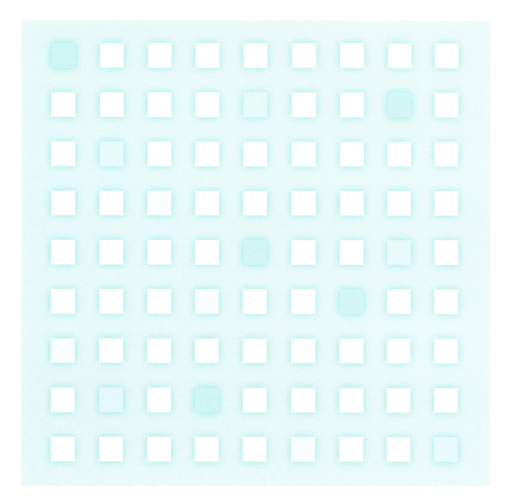

医歯薬出版株式会社

【第1部，第2部，第4部，第5部】

●編　者

竹田　徳則

大浦　智子

●執筆者

竹田 （たけだ）	徳則 （とくのり）	名古屋女子大学総合科学研究所
大浦 （おおうら）	智子 （ともこ）	奈良学園大学保健医療学部リハビリテーション学科作業療法学専攻
木村 （きむら）	大介 （だいすけ）	関西医療大学保健医療学部作業療法学科

【第3部「統計解析」】

●監修者

廣江（ひろえ）　貴則（たかのり）　　京都大学大学院医学研究科医療統計学分野/医学教育・国際化推進センター

●編著者

藤本（ふじもと）　修平（しゅうへい）　　静岡社会健康医学大学院大学行動医科学・ヘルスコミュニケーション学領域

This book is originally published in Japanese
under the title of：

Sagyo-Ryoho Kenkyuho
(Research methods in occupational therapy)

Editors：

Takeda, Tokunori
　Professor, Division of Occupational Therapy, Faculty of Care and Rehabilitation, Seijoh University

Ohura, Tomoko
　Professor, Division of Occupational Therapy, Department of Rehabilitation, Faculty of Health Sciences, Naragakuen University

Fujimoto, Shuhei
　Area Manager, TOYOTA TSUSHO ALL LIFE CORPORATION

© 2017 1st ed.

ISHIYAKU PUBLISHERS, INC.
　7-10, Honkomagome 1 chome, Bunkyo-ku,
　Tokyo 113-8612, Japan

はじめに

　作業療法士を目指す学生も既に資格を取得している作業療法士もともに，根拠に基づく医療（Evidence-based Medicine；EBM）の実践が重要だと認識しています．そして臨床では根拠に基づく実践（Evidence-based Practice；EBP）として展開されています．

　学生も作業療法士も時間を経ながら根拠に裏打ちされた実践を修得していきます．そして日々の臨床で活用できるのは，実に多くの先輩作業療法士らによってなされてきた臨床研究と応用研究や実践研究の賜物なのです．研究の蓄積にはさまざまな種類の研究が用いられていますが，それらを十分に理解している者は少ないのが現状ではないでしょうか．例えば，作業療法対象疾患として多い脳血管障害を発症しやすい人の特徴は，症例対照研究やコホート研究によって明らかにされており，発症予防に向けた一次予防に活かされています．

　本書は，作業療法士を目指す学生の作業療法研究法のための教科書にとどまらず，作業療法士が臨床で研究に取り組もうとする場合や研究の質を高めるための入門書としても活用していただけるように，以下の5つの特徴をもたせています．

　第1に，研究に取り組むうえで欠くことがあってはならない研究倫理の遵守について，関係省庁の研究倫理指針なども明示して説明しています．第2に，研究の種類を具体的に解説しており，さらに，近年注目されている混合型の研究を含めて紹介しています．第3に，研究の過程として研究計画から研究実施とそれを受けた報告の仕方について具体的に掲載しています．第4に，研究で用いられる統計解析について，基本解析に加えて今後作業療法士の報告において増えていくであろう解析をあげるとともに，解析を用いた論文の読み進め方にも言及しています．第5に，研究計画や論文精読と論文執筆の質を高めるうえで知っておくべき各種声明やエビデンスについて紹介しています．

　近年は作業療法士国家試験においても研究法に関する問題が出題されるようになってきましたが，上記の特徴を備えた本書は，そのような国家試験問題も十分にカバーしています．

　なお，本書の第3部「統計解析」は，藤本修平氏に執筆を依頼し，その監修は生物統計家の廣江貴則氏に担当していただきました．統計解析の方法にはそれぞれ数学的に裏付けされた高度な理論があります．本書では極力数式を用いずに説明するよう努めていますが，数理的な背景をより詳細に学びたい場合には，本書にあげた文献や数理統計学の教科書を参照にしていただきたいと考えます．

臨床実践を旨とする作業療法士が，その成果を，職務上チームを構成する同僚や多職種の職員にとどまらず，作業療法対象者と社会一般に向けて発信していくためには，自己研鑽のひとつとして研究について追究し，そして取り組むことが望まれます．その一助として本書が，多くの学生と作業療法士に活用されることを願っています．

　最後に，本書の出版にあたりご尽力いただいた戸田健太郎さんと医歯薬出版編集部の皆さんに感謝申し上げます．

2017年10月

編者を代表して
竹田徳則

目次

はじめに iii
序章　用語の紹介 1

第1部　研究を始めるにあたって

Ⅰ　研究とは .... 竹田徳則　10
1　研究とは 10
2　研究の展開 10
3　研究の展開例 11
4　研究に取り組むには 11

Ⅱ　臨床倫理と研究倫理 .... 竹田徳則　13
1　臨床倫理とは 13
2　研究倫理とは 14
3　研究倫理の背景 14
4　（研究）倫理審査委員会 15
5　人を対象とした場合の研究倫理 15
6　インフォームド・コンセント 15
7　データ保存・管理 16
8　研究活動における不正行為 16
9　研究倫理教育 16
10　利益相反 16

Ⅲ　臨床疑問と研究の種類 .... 竹田徳則　18
1　研究疑問に応じた研究の種類 18
2　研究種類の方法に応じた研究倫理 20

Ⅳ　研究対象者の選定 .... 大浦智子，木村大介　23
1　母集団と研究対象集団 23
2　包含基準と除外基準 23
3　サンプリングの種類 24
4　サンプルサイズ 25
5　研究対象者のリクルート 25
6　研究対象者の選定およびデータ収集時に生じる主なバイアス 25

Ⅴ　アウトカム .... 大浦智子，木村大介　27
1　アウトカム指標の種類と選択 27

Ⅵ　研究計画の立案 .... 竹田徳則　29
1　研究計画書 29
2　研究計画書の構成 29
3　良い研究計画書とは 30

第2部 研究の種類とデザイン

Ⅰ 量的研究 ……大浦智子 34
A 観察研究 34
1. 生態学的研究 34
2. 横断研究 35
3. 症例対照研究（ケースコントロール研究） 35
4. コホート研究 36

B 介入研究 37
1. 群内前後比較試験 38
2. 群間比較試験 38
3. ランダム化比較試験 38
4. クロスオーバー試験 40
5. クラスターランダム化比較試験 41

Ⅱ 調査票の設計 ……竹田德則 42
1. 調査票の表紙（調査協力説明） 42
2. 調査票の設計 42
3. 予備調査（プリテスト） 47
4. 調査票の調整 47
5. 調査のおもな実施方法 47
6. 調査回収率 48
7. 調査回収率を高める工夫 48

Ⅲ 質的研究 ……大浦智子 50
1. 質的研究の目的と方法 51
2. 対象の選択方法とサンプルサイズ 51
3. データの種類 51
4. 分析の方法 52
5. 質的研究の妥当性 53

Ⅳ 混合法 (mixed methods approach) ……大浦智子 55
1. 混合型の研究とは何か 55
2. 混合型の研究の種類と適応 55
3. 混合型の研究を用いる研究の例 56

Ⅴ 事例を通した研究 ……木村大介 57
A ケースレポートとケーススタディ 57
1. ケースレポート 57
2. ケーススタディ 57
3. 研究目的 57
4. 記録のとり方 58
5. 作成手順 58
6. 構成 59

B ケースシリーズデザイン 60

C シングルシステムデザイン 61
1. シングルシステムデザインの特徴 61
2. 実施手順 61
3. 実験デザインの種類 62
4. データ解析 64

Ⅵ	尺度開発	大浦智子 68
1	尺度作成の手続き	68
2	信頼性	68
3	妥当性	69

Ⅶ 文献研究 ································· 大浦智子 71
   A システマティック・レビュー ································· 71
   B メタ・アナリシス ································· 72

Ⅷ データベース研究 ································· 大浦智子 73
   1 データベースの構築と研究への活用 ································· 73
   2 データベースを活用した研究の利点と留意点 ································· 73

第3部　統計解析

Ⅰ 統計的仮説検定の概要 ································· 藤本修平 76
   1 統計的仮説検定と帰無仮説・対立仮説 ································· 76
   2 有意水準と帰無仮説の棄却 ································· 76
   3 p値 ································· 76
   4 第1種の過誤と第2種の過誤，検出力 ································· 77
   5 パラメトリック検定とノンパラメトリック検定 ································· 77
   6 点推定と区間推定 ································· 77
   7 尺　度 ································· 78

Ⅱ 2群間の比較 ································· 藤本修平 79
   1 2標本t検定 ································· 79
   2 対応のあるt検定 ································· 79
   3 χ^2検定とFisherの直接確率検定 ································· 80
   4 差の検定の読み方 ································· 80

Ⅲ 分散分析 ································· 藤本修平 82
   1 分散分析 (ANOVA; analysis of variance) とは ································· 82
   2 一元配置分散分析 (one-way ANOVA) ································· 83
   3 二元配置分散分析 (two-way factorial ANOVA) ································· 84
   4 反復測定分散分析 (repeated measure ANOVA) ································· 86
   5 多重比較検定 ································· 87

Ⅳ 相関分析 ································· 藤本修平 89
   1 相関係数とは ································· 89
   2 さまざまな相関関係 ································· 89
   3 共分散 (Covariance; Cov) ································· 89
   4 相関係数 ································· 90
   5 疑似相関 ································· 91
   6 相関係数の読み方・示し方 ································· 93

Ⅴ 重回帰分析 ································· 藤本修平 94
   1 回帰分析とは ································· 94
   2 重回帰分析とは ································· 94
   3 変数選択法 ································· 95
   4 回帰式の適合度 ································· 96
   5 多重共線性 ································· 97
   6 論文の読み方と示し方 ································· 97

Ⅵ 多重ロジスティック回帰分析 ················ 藤本修平 99
1 多重ロジスティック回帰分析とは ················ 99
2 オッズ比とは ················ 100
3 ROC曲線とは ················ 101
4 変数選択法 ················ 101
5 回帰式の適合度 ················ 102
6 多重共線性 ················ 103
7 論文の読み方と示し方 ················ 103

Ⅶ 因子分析 ················ 藤本修平 106
1 因子分析 ················ 106
2 確証的因子分析 ················ 109
3 因子分析の適合度指標 ················ 110
4 結果の読み方と示し方 ················ 110

Ⅷ 共分散構造分析(構造方程式モデリング) ················ 藤本修平 113
1 共分散構造分析 ················ 113
2 モデルの適合性 ················ 116
3 直接効果と間接効果 ················ 117

第4部 研究の発表

Ⅰ 学会発表 ················ 竹田德則 122
1 発表内容と題名 ················ 122
2 発表する学会の決定 ················ 122
3 抄録作成 ················ 122
4 登　録 ················ 123
5 査読結果の通知 ················ 123
6 発表資料作成 ················ 123
7 予演会・発表の仕方 ················ 124

Ⅱ 論文執筆 ················ 竹田德則 126
1 論文の基本構成 ················ 126
2 文章の留意点 ················ 128

Ⅲ 研究の質の向上に向けて ················ 竹田德則 130

第5部 EBMと診療ガイドライン

Ⅰ 根拠に基づく医療(Evidence-Based Medicine；EBM) ················ 大浦智子 140

Ⅱ エビデンスの質と階層 ················ 大浦智子 141
1 疫学研究と臨床研究 ················ 141
2 エビデンスに対する誤解 ················ 141
3 EBMと研究デザイン ················ 141

Ⅲ 診療ガイドラインの作成と活用 ················ 大浦智子 144
1 診療ガイドライン ················ 144
2 診療ガイドラインの作成 ················ 144
3 診療ガイドラインの活用 ················ 146

巻末課題 ················ 148
索　引 ················ 149

序章. 用語の紹介

　本書では研究法や統計処理について学習するが，この領域ではさまざまな聞き慣れない用語を理解しなければならない．本項では，本書を読み進むうえで事前に知っておくと各章の内容理解が深まる用語を取りあげて簡単な解説を付けた．一通り目を通したうえで第1部以降の学習に取り組んでいただきたい．また，本文を読み進めるなかで分からない用語が現れたときには，この項に戻って確認していただきたい．

アウトカム　▶▶ p27

　結果や成果を指し，評価・検査の値や回復率の改善，合併症の発生率や死亡率など治療や予防による評価可能な指標として示す．臨床におけるアウトカム例では，リハビリテーション介入によってもたらした結果が該当する．研究では目的変数となる最終点(end point)をいう．

一次研究と二次研究　▶▶ p18, 20, 71

　一次研究とは，患者・健康な人・地域住民などを対象にデータを収集して行う研究をいう．本書に掲載の横断研究やコホート研究，症例対照研究，介入研究，質的研究などがこれに該当する．二次研究とは，既に公表されている論文などを対象にして行う研究をいう．本書に掲載の総説，システマティック・レビュー，メタ・アナリシスなどがこれに該当する．

横断研究　▶▶ p19, 35

　研究対象者(対象集団)の一時点や設定した期間内における，ある状態と要因を同時に調査し，実態や要因間の関連を明らかにする研究をいう．横断研究の場合には，要因間の関連は確認できるが，因果関係(原因と結果)を明らかにすることはできない．

オプトアウト　▶▶ p22

　研究対象者(対象集団)から改めてデータを収集することなく，病院(施設)内の各診療によって蓄積されたデータを個人が特定されない状態で学会発表や論文発表に使用する場合がある．オプトアウトとは，データ使用について個別にインフォームド・コンセントを省略する代わりに，あらかじめ所定の情報を病院(施設)のホームページ上で公開したり院内掲示したり，個別配布したりすることによって周知と拒否する機会を保障することをいう．

介入研究　▶▶ p37

　実験研究ともいう．研究対象者(対象集団)に対して，意図的介入の効果を測定するために行う研究を指す．意図的介入とは，「効果の有無が未確認であるために，実験的環境において効果を検証する」ために用いられるプログラムをいう．介入研究では研究対象者の人権を守る観点から周到な準備を経て行うことが重要である．

観察法 ▶▶ p19
　　人が行う動作や行動を自然な状況や，実験的な状況のもとで観察し，記録をとり分析を行うことで，行動の質的・量的な特徴や行動の法則を解明する方法のことをいう．

疑似相関 ▶▶ p91
　　2つの事象に因果関係がないにもかかわらず，みえない要因によって因果関係（相関）があるかのように推測されることをいう．例えば，年齢が高くなるほどしわの数が増えるという関係，年齢が高くなると血圧が高くなるという関係は，相関関係にあるといえる．しかし，しわの数と血圧との間には相関があるようにみえるが，真の原因は，年齢という因子である．このときの，しわの数と血圧の関係は，疑似相関である．

帰無仮説 ▶▶ p76
　　仮説検定行う際に捨てるか捨てないかを決める仮説のことで，差がない，効果がないといった否定形をとる．帰無仮説が測定値によって捨てられれば（棄却されれば）差がある，効果があるといった肯定形の結論が得られる．

寄与危険 ▶▶ p37
　　曝露群の事象発生率と非曝露群の事象発生率との差で示される．危険因子である曝露によって事象発生にどれだけ影響を与えているかを示した数値である．寄与リスク（attributable risk）またはリスク差（risk difference）とよばれる．

グラウンデッド・セオリー ▶▶ p53
　　GlaserとStrausによる質的研究の手法で，保健医療分野の質的研究でよく用いられる．理論的サンプリングによって研究テーマに則した対象者からデータを収集し，データの事象にコードをつけて類型化しカテゴリーを生成していく．あらかじめ仮説を立てるのではなく実際の現場やフィールドから仮説を生成する方法である．さらに，繰り返し継続的に分析とデータ収集を行うことが特徴である．データの分析は帰納的分析が行われるが，データの収集と分析が進むにつれて帰納的分析と演繹的分析の両方の要素がある．サンプルの抽出は，理論的飽和（これ以上新たなカテゴリーが出てきそうになく，カテゴリー間の関係や多様性が説明し尽くされたと判断できる基準）に至るまで行う．

群内前後比較試験 ▶▶ p38
　　集団を対象とした介入において，介入前後を比較することによって効果を検証する方法である．この場合には対照群の設定はない．

研究計画書 ▶▶ p29
　　構想している研究内容を実現可能な研究へと進めていくために，具体的な内容書として作成したものを指す．その構成は，研究の背景と目的や意義，対象と方法，研究倫理，研究予定などからなる．研究計画書作成は，研究を実施する前段階での必須の取組みであるとともに研究を進めるうえでの行動の指針となる．

原著 ▶▶p126

通常，論文とは原著を指す．ある研究の結果をまとめ，結論を与えた学術論文であり従来の知見にない新規的で独創的な内容を含んでいる論文を指す．

合意形成手法 ▶▶p69

尺度開発やガイドラインの推奨作成など，さまざまな場面で用いられている．日常的な不確かな課題（臨床場面では少なからず遭遇する）に対して何らかの意思決定を行う必要がある際に，その分野に精通している人に決定権が委ねられることがある．この場合，一人で決定するよりもグループで決定するほうが有利であるとされている．グループでは，より幅広い知識や経験が集約され，相互作用によって選択肢が拡大され，個人の偏った考えが排除できる．これらの理由から，委員会もしくはインフォーマルな形式で意思決定を進める．

コホート研究 ▶▶p36

事前にある要因が確認されている研究対象者（対象集団）を一定期間継続して追跡することによって出現する疾患（状態）の出現率を確認する研究をいう．例えば，喫煙の有無と将来の肺がん発症の確認があげられる．

サンプルサイズ ▶▶p25，51

分析の対象となったデータの個数のことを指し，通常nで表される．介入研究において意味のある結果を統計学的に有意であるか否かを判断するために，ランダム化比較試験では適切なサンプルサイズを研究の前に計算する．

システマティック・レビューとメタ・アナリシス ▶▶p71，72

文献研究（文献レビュー）のなかでも，明確に設定された疑問に関連する主要な研究を，系統的にレビューを行うものをシステマティック・レビューという．介入（治療）効果に関するシステマティック・レビューだけでなく，リスク因子や評価指標等を対象に実施されることもある．システマティック・レビューのうち，介入（治療）の有効性やリスク因子などの結果を体系的に報告する際に統計学的手法を用いるものをメタ・アナリシスという．

悉皆調査（全数調査） ▶▶p23

調査を実施する場合において研究対象の母集団すべてを対象に行う場合を指す．例えば，研究対象者をA市在住の65歳以上高齢者とした場合には該当する者全員を対象にして調査を実施する．一方，一定の手順で選定した研究対象の一部を対象に行う場合を標本調査という．

質的研究 ▶▶p50

質的研究は「どのように」「なぜ」起こったか，などの理由やプロセスを明らかにする研究疑問に対して用いられることが多い．対象とするデータは，インタビューやアンケートの自由記述，映像など，多岐にわたる．量的研究と質的研究は対立するものではなく，相互に補完するものである．質的研究には，さまざまな理論背景があり，基盤とする立場によって用いる手法も多様である．なかでも，グラウンデッド・セオリーは保健医療分野における質的研究の方法としてよく用いられる．このほか，ナラティブ分析やエスノグラフィーなどがある．

縦断研究（前向き・後ろ向き）　▶▶ p11, 35

　　同一の研究対象者（対象集団）を一定期間継続して追跡し，複数時点で調査やデータ収集することによって経過や変化を把握する研究をいう．これにより因果関係（原因と結果）を明らかにできる．現在から将来に向けて追跡する場合を前向き研究という．その逆に現在から過去にさかのぼる場合を後ろ向き研究という．

症例対照研究（ケースコントロール研究）　▶▶ p20, 35

　　疾病の原因（もしくは状態の要因）を現在から時間をさかのぼり分析することによって，因果関係を推定する研究をいう．この場合，時間をさかのぼって要因に関するデータを扱うことから後ろ向き研究と表現される．

抄録・要旨　▶▶ p122

　　研究で得た知見を学会発表や原著として執筆する場合などに内容を要約したり，重要なものだけを所定の文字数にまとめたものをいう．

事例研究　▶▶ p57

　　事例の分析から現象の説明や普遍的な法則性を見出そうとする研究手法で，臨床で多く採用される．

シングルシステムデザイン　▶▶ p61

　　対象が1事例で，対象者の問題や改善課題に対して，行った介入（インターベンション）の効果を測定する研究デザインのひとつである．デザインの基本はベースライン期（A期）とインターベンション期（B期）からなる．

診療ガイドライン　▶▶ p144

　　診療ガイドラインは，エビデンスを臨床実践の意思決定場面で活用するために，入手しうるエビデンスを吟味したうえで治療方法等の推奨度が提示されている．これにより，医療の標準化を目指しており，EBMを支援する有用な二次情報である．近年は，経験や権威のある臨床家の信念に重点を置かれた意見の一致に基づく診療ガイドラインから，EBMの手法を用いた診療ガイドラインへと変化している．

スコープの作成　▶▶ p144

　　スコープは，診療ガイドラインを作成する前に，診療ガイドラインが取り上げる疾患トピックの基本的特徴や補足する内容，システマティック・レビューに関する事項，推奨作成から完成まで，公開に関する事項等を明確にするために作成される文書である．診療ガイドライン作成の過程で変更の必要性が生じた場合には，変更の理由や承認プロセス，日付，バージョンなどを記し，改訂版であることを明記する．

　　スコープで取り上げるべき臨床課題が決定後，臨床課題からひとつもしくは複数のクリニカルクエスチョン（診療ガイドラインで取り扱う疑問をひとつの疑問文で表現したもの）が設定される．

層化　▶▶ p24

　　母集団から標本抽出を行うとき，影響をもつと考えられる既知の事柄によって母集団をいくつか

の層に分け，そこから適切な比率で標本を抽出する方法をいう．例えば，年齢（代）や性別，職業別などが層化の例としてあげられる．また，データ解析時に層化して層ごとにそれぞれ比較する場合を層別解析という．

総説 ▶▶ p126

あるテーマ（内容）について，すでに発表された国内外の論文のなかから複数を厳選し，どこまで解明されているのか，分かっていることは何か，結果としてどのような要因が関連しているのか，結論は何か，今後明らかにすべき課題は何かを精査してまとめた論文をいう．

相対危険 ▶▶ p37

2つの集団間の疾病頻度の比をいう．例えば，肺がんを引き起こす原因として喫煙を調査した結果，相対危険が6.3であった場合には，喫煙群では非喫煙群に対して発症リスクが6.3倍高いということを示している．

多変量解析 ▶▶ p94, 99, 106, 113

複数の変数に関するデータをもとにして，変数間の相互関連を分析する統計的技法の総称である．

短報 ▶▶ p126

原著と同様の性格をもつ独創的な研究をまとめたものであるが，全体として文書量が少ない論文を指す．現在取り組んでいる内容や結果をいち早く発信したい場合に短報として公開することが多い．

テスト法 ▶▶ p19

対象者に対して一定条件のもとで決められた課題を実施し，それに対する回答や反応を一定の基準に照らし合わせて量的，あるいは質的に記述するデータ収集法のことをいう．

トライアンギュレーション ▶▶ p53

多様な質的研究の方法があるなかで，質的研究の妥当性を担保し，進め方に問題がないか自己点検しながら分析を進める手段のひとつである．例えば，質的分析を行うにあたり，一人の研究者のみで分析を行うのではなく，別の研究者や異なる立場の者による分析を加えて分析を深めることも，数あるトライアンギュレーションの方法のひとつである．

バイアス ▶▶ p25

研究において得られたデータの誤差を生じる原因や研究デザイン上の不備によってもたらされる結果の偏りをいう．バイアスがあれば結果の信頼性や妥当性が損なわれることになる．このため結果は真の値よりも過大や過少となってしまうことになる．研究計画の段階から結果の公表に至るまでのいずれの段階においてもバイアスは生じうるため，想定されるバイアスを可能な限り排除することが重要となる．

曝露 ▶▶ p35

疾患やある現象を引き起こす原因となる因子を曝露という．例えば肺がんとタバコで考えると，

疾患は肺がんであり，肺がんを引き起こす原因が喫煙である場合には喫煙が曝露となる．

標本抽出　▶▶ p24
ある集団のなかから一部の対象だけを抽出することをいう．

文献検索データベース　▶▶ p18
医学文献を扱うデータベースとして，医学中央雑誌（医中誌web）（国内），MEDLINE（PubMed）（海外）が主として使用される．また，看護領域ではCINAHL（国外），心理領域ではPsycINFO（海外），理学療法領域ではPEDro（海外），作業療法領域ではOT seeker（海外），システマティック・レビューに関しては，Cochrane Library（海外）がある．また，データベースではないが，あらゆる領域の文献を検索できるものとしてGoogle Scholarがある．

目的変数（従属変数）と説明変数（独立変数）　▶▶ p61, 94
説明変数とは，何かが発生する原因となっている変数のことであり，原因を受けて発生した結果を表している変数を目的変数という．喫煙と肺がんの関係を考えると分かりやすい．

ランダム化比較試験　▶▶ p38
ランダム化比較試験（randomized controlled trial；RCT）は，無作為割付け臨床試験，無作為対照試験ともいわれる．RCTは，治療法や予防法の有効性を検討するうえではエビデンスレベルが高い研究方法である．

ランダム抽出とランダム割付け　▶▶ p38
介入研究においてある介入（治療）法の効果と安全性などを検証するときに，その対象者を無作為に抽出することをランダム抽出，抽出された対象者を無作為に割付けることをランダム割付けという．ランダム割付けは，無作為化による対象群と対照群の2群に振り分ける方法のためバイアスを取り除くことができ，公平な比較を行うことができるとされている．

利益相反（Conflict of Interest；COI）　▶▶ p16
研究を進めていくうえで倫理的に必要とされる公正かつ適正な判断が損なわれる，または損なわれるのではないかと第三者から懸念が表明されかねない事態を指す．例えば，特定の企業や営利団体から研究資金の提供を受けて研究を進める場合には利害関係が生じかねない．これは金銭上の利益相反に該当する．この場合には，研究に対する信頼性が損なわれないように利益相反状態について開示を行う．

リスク比とオッズ比　▶▶ p80, 100
関連の強さを表す指標として，リスク比（risk ratio）とオッズ比（odds ratio）がある．リスク比は，〈曝露群における事象の発生率〉を〈非曝露群における事象の発生率〉で割ることで算出される．一方，オッズ比はオッズ〔ある事象が発生する予測（見込み）〕を用いて算出するもので，〈ケースにおける曝露のオッズ（曝露者の割合を非曝露者の割合で割った値）〉を〈コントロールにおける曝露のオッズ（曝露者の割合を非曝露者の割合で割った値）〉で割ることで算出する．

量的研究 ▶▶ p34

　　検査測定や調査票を用いて数量的なデータを収集したりこれまで公開されている公的資料を利用したり分析をする研究を指す.

Evidence-Based Medicine (EBM) ▶▶ p140

　　「科学的根拠に基づく医療」とよばれる. ここでいう科学的根拠(エビデンス)とは疫学や臨床疫学に基づくエビデンスを指している. 一方で「エビデンスのみを優先する」と誤解されていることも少なくない. EBM〔医療に限定せずにより多くの領域を指す用語としてEvidence-Based Practice(EBP)と表現することもある〕は, より良い意思決定を目指して提唱された考え方であり, エビデンスだけでなく臨床経験や患者の価値観, 患者の個々の臨床状態や環境を統合することである.

Narrative-Based Medicine (NBM) ▶▶ p13

　　「物語りに基づく医療」とよばれる. 病いのナラティブ(物語り)を理解することは, 患者が抱える問題に全人的にアプローチするための枠組みを提示し, 治療上の選択肢を示す. ナラティブは, 「語り手」だけでなく「聴き手」が存在して成立する. また, 患者の状態を単なる事実としてとらえるだけでなく, 患者のなかで何が起こっているかを理解することに役立つ. 臨床実践の場ではNBMはEBMと対峙するものではなく補完し合うものである.

第1部

研究を始めるにあたって

I. 研究とは

II. 臨床倫理と研究倫理

III. 臨床疑問と研究の種類

IV. 研究対象者の選定

V. アウトカム

VI. 研究計画の立案

I．研究とは

竹田徳則

1 研究とは

　作業療法士に限らず専門職として仕事に就いている者は，生涯にわたって技術を高めたり，知識を深めたりする自己研鑽が必要であることは重々認識している．その取り組みのひとつが「研究」である．

　研究とは，「物事を学問的に深く考え，調べ，明らかにすること」[1]である．そうは言うものの「学問的に明らかにする」などを目にすると，研究はとても難しいと感じてしまう学生や作業療法士が多いのではないだろうか．

　また，作業療法士養成施設での開講科目名に違いはあるものの統計学や研究法などは，内容の理解がとても難しいと感じたり，卒業研究では取り組むテーマに悩んだり，何から手をつければ良いのか分からない（分からなかった）という人も多いはずである．そのうえ，卒業研究に取り組んだことがない作業療法士がいたとすると，自分には研究は無縁のことだと思い込んでいる者も多いのではないだろうか．

　研究は，知識や経験を得る「学びや学習」，知識や見識を深めたり，特定の資格を取得したりするために，学力，能力，技術を身につける「勉強」，体系的に専門的な知識や理論を学ぶ「学問」をふまえた専門性の高い学術的活動である[2]．

　例えば，小中学校の夏休みの課題として「自由研究」に取り組んだ経験を思い起こして欲しい．親の知恵や手を借りたかは別として，何かしらのテーマや課題を見つけ，そして図書館で本や資料，新聞記事を参考にしながら情報を得たり，実験に必要な材料を準備して実施し，それらをまとめたはずである．これは「学びや学習」と内容によっては「勉強」にあたる．

　一方，作業療法士に求められる「自由研究」は，各自の臨床領域に関する「学問」やその専門性に基づき，疑問や課題に関する学術論文の検索と収集，文献レビューに裏打ちされた研究の計画が求められる．それをまとめたものが研究計画書である（詳細はp29～31参照）．研究計画書には，研究テーマに関して，先行研究ですでに明らかにされていることや，逆に未解明の内容や今後追究すべき課題などを展開しつつ，自身が取り組む研究の目的を明確に打ち出す必要がある．つまり研究は無計画にとりあえずやってみましたでは済まされない．

2 研究の展開

　研究には，先行研究でこれまで得られていない新たな知見や新規性が求められる．しかし，これまで研究に取り組んだことのない者にとっては，いきなり従来にない研究テーマや課題を発掘する（見出す）ことは簡単なことではない．そこで表1-1に研究の展開を示す．これをふまえると，自身が取り組む研究内容や課題と位置づけを明確にできる．また，今後の研究の展開を考えやすい．

　これは，臨床的立場と研究的立場の作業療法士双方に共通していえる．この経過を念頭に置き，

表1-1　研究の展開

①問題意識／課題意識	計画的に学会報告・
②国内外の研究把握（文献レビュー）	それをふまえ論文執筆
③実態把握のための調査／確認（横断）	
④因果解明のための追跡調査／確認（縦断）	
⑤介入に向けたベストプラクティスの収集やパイロット事業（予備実施）	
⑥介入	
⑦介入法の提案／政策提言	

＊研究には帰結点の設定が必要

自身が取り組む研究の最終的な帰結点を定める．ただし，作業療法においては，これまでは実態把握や関連性の分析（横断研究）が多く，因果関係の解明に迫る研究（前向き縦断研究）とそれに基づいて新たな介入策を模索し，その結果を明らかにした介入法の提案に至る研究は極めて少ない．

3 研究の展開例

研究の帰結点を介入法の一般化や提案・政策への提言と据えた場合，例えば筆者は，地域在住高齢者の健康保持増進や認知症予防の推進には，作業療法の特徴である趣味活動や人と関わる集団活動と社会参加に着目して研究に取り組んできた経緯がある．その展開概要を，第一に文献レビュー，第二に横断研究，第三に縦断研究，第四に介入研究の順で紹介する．

第一には，国内外の文献レビューを重ね，先行研究27編に基づき，趣味活動と人間関係や社会参加，知的活動が，認知症発症やその進行に関連する因子であることを報告した[3]．

第二に，地域在住高齢者の趣味活動の実態や趣味活動と心理社会面などとの関連について，横断研究の結果を示した[4]．例えば，地域在住高齢者約3,600人のうち趣味活動「あり」は55％，その割合は65～69歳では62％，85歳以上では30％で年齢が高まるほど割合が低下する．また，趣味「あり」では「なし」に比べて，主観的健康感「良い」やうつ「なし」，生活満足度が「高い」などの割合が有意に多かった．

しかし，横断研究では，趣味活動を行うことでうつ「なし」が減少したのか，もともとうつ「なし」の人ほど趣味活動に取り組みやすかったのかの因果関係（原因と結果）は分からない．

第三として，心理社会的因子と認知症発症との関連を5年間の前向き縦断研究により報告した[5]．要介護状態にないADLの自立した地域在住高齢者2,725人を5年間追跡した結果において，230人が認知症を発症した．5年間で認知症を発症しない確率を示すオッズ比で比較すると，例えば，趣味「あり」は「なし」に比べて2.1倍，主観的健康感「良い」は「よくない」に比べて1.5倍など，それぞれ良好な人が認知症を発症しにくいことを明らかにした．

第四では介入研究における効果の検証として，介護予防「憩いのサロン」事業における心理社会面の良好な変化と要介護認定率の抑制効果について，準観察研究の結果を報告した[6〜9]．例えば，2006年の愛知県武豊町65歳以上高齢者対象の悉皆調査回答者のうち，2007年サロン開始時点でADLの自立した要介護状態にない高齢者2,490人を2007年5月から2012年3月までの5年間追跡した．その結果，要介護認定割合は，サロン参加群では312人中24人（7.7％），非参加群が2,178人中306人（14.0％）で，サロン参加群において6.3％ポイント程有意に低いことを報告した．

これら研究で得られた知見は，研究対象者や今後の作業療法対象者，広くは国民に還元されることが望まれている．したがって，研究の展開では，国内外の学会や論文発表に留まらず，住民対象の啓発として報告会を開催するなど社会一般への発信にも注力することが大切である．

4 研究に取り組むには

学生は，研究法や卒業研究を卒業に必要な単位取得のために履修せざるをえないという意識ではなく，将来を見据えて研究の基本を修得する気概をもつことが肝心である．

そして，研究に取り組んでいる同僚や先輩をモデルにしたり，作業療法部門内の共同研究に加わると飛躍が期待できる．そこで筆者の経験を2つ述べる．

ひとつめは，作業療法部門と医師との共同研究の勧めである．これは，研究に精通していない作業療法士にとっては，研究のデザインや分析法の見極め，学会発表や論文執筆などの研究力をつけるきっかけとなる．

もうひとつは，大学院への進学である．幸いにも社会人を対象とした夜間開講に加えて，遠隔講義を併用した大学院や作業療法と親和性の高い大学院研究科が増えてきている．大学院では研究の

基本について，「学問」と「研究」をふまえた研究計画書の作成，そして研究倫理と調査や実験の方法や学会発表と論文執筆について，過程をふまえた指導を受けることが可能である．したがって，確実に研究力が高まると筆者は確信している．

文献

1) 西尾　実・他（編）：研究．岩波国語辞典第5版．岩波書店，1994．
2) 眞嶋俊造・他（編）：人文・社会科学のための研究倫理ガイドブック．慶應義塾大学出版会，2015．
3) 竹田徳則：実践講座　痴呆をめぐる最近の動向1　痴呆の心理・社会的危険因子．総合リハビリテーション，**32**(7)：659-663，2004．
4) 竹田徳則・他：居宅高齢者の趣味生きがい-作業療法士による介護予防への手がかりとして．総合リハビリテーション，**33**(5)：469-476，2005．
5) 竹田徳則・他：地域在住高齢者の認知症発症と心理・社会面との関連．作業療法，**26**(1)：55-65，2007．
6) 竹田徳則・他：心理社会的因子に着目した認知症予防のための介入研究：ポピュレーション戦略に基づく介入プログラム理論と中間アウトカム評価．作業療法，**28**(2)：178-186，2009．
7) 竹田徳則：認知症予防の現状と地域での実践　地域での実践；愛知県武豊町の場合．老年精神医学雑，**25**(12)：1346-1353，2014．
8) 竹田徳則：地域介入による介護予防効果検証：武豊プロジェクト．総合リハビリテーション，**42**(7)：623-629，2014．
9) Hikichi H, et al.：Effect of a community intervention programme promoting social interactions on functional disability prevention for older adults：propensity score matching and instrumental variable analyses, JAGES Taketoyo study. *J Epidemiol Community Health*, **69**(9)：905-910，2015．

II. 臨床倫理と研究倫理

竹田徳則

臨床業務に携わるすべての者には，臨床倫理を遵守した職責の遂行が要求される．これと同様に研究では，研究倫理の遵守の徹底が求められる．当然，臨床実習や卒業研究に取り組む学生においてもこの2つは課される．したがって，勤務施設や作業療法士養成施設には，必要に応じて臨床倫理委員会や研究倫理委員会が設置され，それぞれ指針が明確化されている．

1 臨床倫理とは

臨床倫理とは「日常臨床において生じる倫理的課題を認識し，分析し，解決しようと試みることによって対象者の生活を向上させること」である[1]．したがって，日常の臨床業務では，その対象者や家族を中心に据えた最善の医療やリハビリテーションを提供する．その実践には，臨床倫理の遵守とチームアプローチが根幹をなす．すなわち，各専門職が最善の解決策を導き出すとともに情報を共有しながらサービスを提供する．

その実践には，「臨床倫理4分割の考え」が参考になると紹介されている[2,3]．図1-1に示した通り，医学的適応では，対象者の疾患や症状，予後，治療や訓練のエビデンスをふまえる．そして，対象者の意向と対象者に関連する周囲の考えや状況について，Evidence-Based Medicine (EBM) と Narrative-Based Medicine (NBM) を実践する．これにより QOL の向上が可能となる．その過程では，基本的な臨床倫理として以下に示すa〜fの理解と実践が必須である．

a．インフォームド・コンセント

例えば，作業療法実践においては，作業療法対象者に対して十分な情報を提供し理解を高めつつ，同意を得たうえで実施する．日本作業療法士協会の職業倫理指針（資料）[4]には，「作業療法の評価，作業療法の治療・援助・支援に際しては，その目的・方法（内容）等々を対象者・家族に分かりやすく説明し，十分な理解を得たうえで協力への同意を得なければならない」と明記してある．説明にあたっては，専門用語を避け平易で分かりやすい言葉を使用する．いかなる事情があったとしても作業療法士の考えや方針を一方的に受け入れさせるパターナリズム（父権主義）に沿った対応であってはならない．

b．セカンドオピニオン

対象者が自身の病気や障害に対する治療・訓練などに関して，客観的な情報を得るひとつとして，他の医療機関の医師の意見を求める行為を指す．そして最終的に対象者自身が自己決定をする．ただし，作業療法の内容についてのみセカンドオピニオンを希望する対象者は稀と考えられる．

c．オンブズパーソン（代弁者）

対象者の判断能力が欠如していると判断された場合には，適切なもしくは選任された代弁者や代

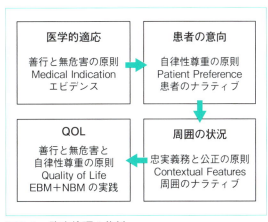

図1-1　臨床倫理4分割

理人に説明して同意を得る．

d．守秘義務

作業療法士には，職務上知りえた対象者個人やその関係者の秘密守秘，秘密保護の責任，プライバシーの権利保護の遵守義務がある．理学療法士及び作業療法士法第16条（秘密を守る義務）では，「理学療法士又は作業療法士は，正当な理由がある場合を除き，その業務上知りえた人の秘密を他に漏らしてはならない．理学療法士又は作業療法士でなくなった後においても，同様とする」と規定されている[5]．

e．評　価

臨床倫理を適正に遂行するための一助として，対象者に提供しているサービスが適切な水準にあるか否かを常に確認しつつ，職員個々人の知識と技術の水準を高めると同時に施設全体の水準を高める取り組みが欠かせない．その方策として，3つの評価を用いる場合がある．

1) 自己評価
職員自らが自己評価することで自己および施設のサービス把握と向上を図る．

2) 利用者評価
利用者に評価してもらうことで職員および施設のサービス把握と向上を図る．

3) 第三者評価
社会福祉施設等においては，中立的な第三者評価機関に評価を依頼して，施設における現状のサービス水準の状況と改善課題を示してもらいサービス向上の取り組みを図る[6]．

医療機関の第三者評価機関としては，公益財団法人日本医療機能評価機構がある[7]．日本医療機能評価機構は，国民の健康と福祉の向上に寄与することを目的とし，中立的・科学的な第三者機関として医療の質の向上と信頼できる医療の確保に関する事業を行う公益財団法人として，1995年に設立されている．

f．その他

臨床倫理上の判断を迫られる事例が増え，終末期医療や脳死と臓器移植に関するガイドラインが整備されてきている[8]．

2　研究倫理とは

研究倫理とは，「研究にあたり研究者が身につけておかねばならない規範，研究者が従わなければならない規則，研究者に要請される基準」であり，「責任ある研究活動」や「研究における責任ある行為」とよばれる[9]．

3　研究倫理の背景

a．ニュルンベルク綱領

ニュルンベルク綱領は，ナチス・ドイツによる人体実験などを行った医師らを裁いたニュルンベルク裁判（1947年）を受けて採択された．研究目的での医療行為（臨床試験および臨床研究）を行うにあたって守るべき基本原則である．主たる項目には，①説明に基づく同意は不可欠であること，②実験に参加する被験者は必ず自発的な同意のもとで参加すること，③無計画や無益でない場合にのみ行うこと，④被験者は実験参加後も自由に止めることができること（同意の撤回），⑤不必要な身体的・精神的苦痛は与えてはいけないこと，⑥死や障害を残す可能性のある研究は行ってはならないこと，など，被験者を保護するために徹底すべきことが記載されている．これはインフォームド・コンセントの原点といえる．

b．ヘルシンキ宣言

ヘルシンキ宣言は，ニュルンベルク綱領に基づいて，1964年にヘルシンキで行われた世界医師会で採択・宣言された「人間を対象とする医学研究の倫理的原則」である．その主たる項目は，①インフォームド・コンセントを遵守すること，②患者，被験者の権利を最大限に尊重すること，③自発的意思・自由意思によって参加すること，④倫理審査委員会を設置すること，などで構成されている．

4 （研究）倫理審査委員会

倫理審査委員会の設置については，「人を対象とする医学系研究に関する倫理指針」において明記されている[10]．その役割や責務としては，研究計画書の内容について倫理的・科学的観点と利益相反に関する情報も含めて中立的かつ公正に審査を行い意見を述べることがあげられる．

倫理審査委員会における委員の構成は，研究計画書の審査等を適切に実施できるよう以下6つの要件が示されている．
① 医学・医療の専門家等，自然科学の有識者が含まれていること．
② 倫理学・法律学の専門家等，人文・社会学の有識者が含まれていること．
③ 研究対象者の観点も含めて一般の立場から意見を述べることのできる人が含まれていること．
④ 倫理委員会の設置者の所属機関に所属しない者が複数含まれていること．
⑤ 男女両性で構成されていること．
⑥ 5名以上であること．

5 人を対象とした場合の研究倫理

文部科学省・厚生労働省の「人を対象とする医学系研究に関する倫理指針」[10]において，人間の尊厳および人権が守られ，研究の適正な推進が図られるように研究者等の基本的責務として，研究対象者[*1]等への配慮として以下の5点が示されている．
① 研究者等は（以下，冒頭省略），研究対象者の生命，健康及び人権を尊重して，研究を実施しなければならない．
② 研究を実施するにあたっては原則としてあらかじめインフォームド・コンセントを受けなくてはならない．
③ 研究対象者又はその代諾者[*2]等及びその関係者からの相談，問合せ，苦情等に適切かつ迅速に対応しなければならない．
④ 研究の実施に携わるうえで知り得た情報を正当な理由なく漏らしてはならない．研究の実施に携わらなくなった後も，同様とする．
⑤ 研究に関連する情報の漏えい等，研究対象者等の人権を尊重する観点又は研究の実施上の観点から重大な懸念が生じた場合には，速やかに研究機関の長及び研究責任者に報告しなければならない．

また，研究責任者にはその責務として，研究を行うにあたって研究計画書の作成および研究者に対する研究倫理遵守の徹底，研究の進捗状況の管理・監督および有害事象等の把握・報告，研究実施後の研究対象者への対応（通常の診療を超える医療行為を伴う研究実施後の健康被害の最善の予防，診断および治療を受けることができるよう努める）が求められている．

6 インフォームド・コンセント

研究倫理におけるインフォームド・コンセントとは，研究対象者またはその代諾者等が，実施または継続されようとする研究に関して，当該研究の目的および意義並びに方法，研究対象者に生じる負担，予測される結果（リスクおよび利益を含む）等について十分な説明を受け，それらを理解したうえで自由意思に基づいて研究者等または既存試料・情報の提供を行う者に対し与える，当該研究を実施または継続されることに関する同意をいう[10]．なお，研究対象者として同意した場合でも，途中同意の撤回が保障されている．

[*1] 研究対象者：
　①研究を実施される者（研究を実施されることを求められた者を含む）
　②研究に用いられることとなる既存試料（血液や組織，細胞など）・情報（診断や傷病名，投薬内容，検査や測定の結果）を取得された者．

[*2] 代諾者：
研究対象者がインフォームド・コンセントを与える能力を欠くと客観的に判断される場合に，当該研究対象者の代わりにインフォームド・コンセントを与えることができる者．

7 データ保存・管理

　研究のために収集したデータは貴重な資料であり，研究成果として学会発表や論文として公表した後においても研究の信頼性や妥当性を担保する根拠となる．このためデータは一定期間保存しておく必要があり，論文等公表後に資料（文書，数値データ，画像など）は10年間[11]，また，侵襲を伴い介入を行う研究にかかる情報等は，研究終了後5年または結果の最終公表後3年のいずれか遅い日まで[10]，試料（実験試料，標本）や装置などの「もの」は5年間の保存が原則となっている[11]．

　データの管理については，研究代表者と研究分担者のみが閲覧できるようパスワードを設定する．また，保管は不特定多数の目にさらされるような場所であってはならない．データの所有権や保存の仕方と研究者間での共有や公開に関しては，事前に相談し研究計画書で明確にしておくことが肝要である．

8 研究活動における不正行為

　研究活動における不正行為（ミスコンダクト）には，得られたデータや結果の捏造，改ざん，盗用が該当する．
① 捏　造：存在しないデータ，研究結果などを作成すること．
② 改ざん：研究資料・機器・過程を変更する操作を行い，データ，研究活動によって得られた結果等を真正でないものに加工すること．
③ 盗　用：他の研究者のアイデア，分析・解析方法，データ，研究結果，論文または用語を，当該研究者の了解もしくは適切な表示なく流用すること．

9 研究倫理教育

　我が国では，2008年に改定された「臨床研究に関する倫理指針の改正等について」[12]を通じて，臨床研究者に対し研究倫理教育を受けることが義務付けられている．しかしながら，その後もさまざまな不正行為（ミスコンダクト）が発生していることから，研究倫理教育の徹底が求められている．例えば，Collaborative Institutional Training Initiative (CITI) Japan[13]が提供しているeラーニング教材を活用する教育・研究機関（大学や大学院，研究所）と医療機関等が増加している．また，公的研究費助成事業への申請においては，CITIの受講が必須となっている．なお，CITI Japanのラーニングプログラムは，平成29年4月より一般財団法人公正研究推進協会（APRIN）の運営となっている[14]．

　作業療法士養成施設においても，卒業研究や卒業後に研究を行う機会が想定される学生向けの研究倫理講習の実施は必須である．また，作業療法士らセラピストに対しても勤務施設における研究倫理教育の徹底は，研究対象者の保護や研究成果の発信，勤務施設の社会的責務の遂行と信頼の観点から重要性が増している．

10 利益相反

　利益相反（Conflict of Interest；COI）とは，ある研究行為が一方の利益になると同時に他方の不利益となる行為を指す．具体的には，外部との経済的な利益関係などによって，公的研究で必要とされる公正かつ適正な判断が損なわれる，または損なわれるのではないかと第三者から懸念が表明されかねない事態をいう[15]．

　おもな利益相反には以下の3つがあげられる．

```
            ○○○○学会
            COI開示
       ○○○○大学○○○学部
            ○○　○○

演題発表に関連し，開示すべきCOI関係にある企業など
①顧問　②株保有・利益　③特許使用料　④講演料
⑤原稿料　⑥受託研究・共同研究費　⑦奨学寄付金
⑧寄付講座所属　⑨贈答品などの報酬：すべてなし
```

図1-2　学会報告時COI公開例

① 金銭上の利益相反：特定の企業から資金提供を受けて研究を進める場合の利益相反
② 責務相反：研究者が主要業務と兼業の時間振り分けを適切に行わず個人的利益を高めるために時間配分する利益相反
③ 個人的・知的な利益相反：身近な研究者や大学院生が応募や投稿する研究助成審査や論文審査の委員として便宜を図る利益相反

なお，学会発表（図1-2）や学術誌への論文投稿では，その研究に影響をもたらす可能性のあるすべての利害関係（金銭的・個人的関係）の開示が求められている．

文 献

1) Siegler M, et al.：Clinical medical ethics. *J Clin Ethics*, **1**(1)：5-9, 1990.
2) Jonsen AR, et al.：Clinical Ethics：A Practical Approach to Ethical Decisions in Clinical Medicine. McGraw Hill, 1992.
3) 白浜雅司：臨床理論の基本．*JIM*, **10**(3)：229-233, 2000.
4) 一般社団法人日本作業療法士協会：作業療法士の職業倫理指針（2005年3月19日 平成16年度第6回理事会承認）．(http://www.jaot.or.jp/wp-content/uploads/2010/08/shokugyorinrishishin.pdf).〔2017年9月20日確認〕
5) 理学療法士及び作業療法士法．(http://law.e-gov.go.jp/htmldata/S40/S40HO137.html)〔2017年9月20日確認〕
6) 厚生労働省：「福祉サービス第三者評価事業に関する指針」の概要．(http://www.mhlw.go.jp/shingi/2004/06/dl/s0623-13b1.pdf)〔2017年9月20日確認〕．
7) 公益財団法人日本医療機能評価機構．(https://jcqhc.or.jp/)〔2017年9月20日確認〕
8) 厚生労働省：臓器の移植に関する法律．(http://www.mhlw.go.jp/bunya/kenkou/zouki_ishoku/hourei.html)〔2017年9月21日確認〕．
9) 眞嶋俊造・他（編）：人文・社会科学のための研究倫理ガイドブック．慶應義塾大学出版会，2015.
10) 文部科学省・厚生労働省：人を対象とする医学系研究に関する倫理指針．2014. (http://www.mhlw.go.jp/file/06-Seisakujouhou-10600000-Daijinkanboukouseikagakuka/0000069410.pdf)〔2017年9月21日確認〕
11) 日本学術会議：回答科学研究における健全性の向上について．2015. (http://www.scj.go.jp/ja/info/kohyo/pdf/kohyo-23-k150306.pdf)〔2017年9月21日確認〕
12) 厚生労働省：臨床研究に関する倫理指針の改正等について．厚政発第0731001号（平成20年7月31日），2008.
13) 一般財団法人公正研究推進協会（APRIN）：CITI Japanとは．(https://edu.citiprogram.jp/citijapan.asp?language=japanese)〔2017年9月21日確認〕
14) 一般財団法人公正研究推進協会（APRIN, Association for the Promotion of Research Integrity）：(https://www.aprin.or.jp/)〔2017年9月21日確認〕
15) 厚生労働省：厚生労働科学研究における利益相反（Conflict of Interest：COI）の管理に関する指針．2008. (http://www.mhlw.go.jp/file/06-Seisakujouhou-10600000-Daijinkanboukouseikagakuka/0000152586.pdf)〔2017年9月21日確認〕

Ⅲ. 臨床疑問と研究の種類

竹田徳則

通常の臨床業務において，担当症例の治療・訓練時の状況や変化を目にするなかで，「なぜ」「どうして」「本当」「実態は」などの疑問をもつ作業療法士は多いはずである．このようなさまざまな疑問を解決するには，調べたり，確認したり，追跡したりする行動を起こすことが大切である．そのひとつに研究があげられる．では，臨床疑問を解決する選択肢には，どのような研究分類や種類（デザイン）があるのだろうか．

研究分類には，目的やフィールド，おもな利用者によって，①ただちに応用を意図していない基礎研究，②臨床での応用や現場での実践を意図した臨床研究・応用研究・実践研究，③政策に役立つことを意図した政策研究がある[1]．

それらを実践する代表的な研究の種類は，表1-2に示した通り多岐にわたる（詳細は第2部「研究の種類とデザイン」p33～74参照）．

表1-2 代表的な研究の種類

Ⅰ．量的研究
 A．観察研究
  1．生態学的研究
  2．横断研究
  3．症例対照研究（ケースコントロール研究）
  4．コホート研究
 B．介入研究
  1．群内前後比較試験
  2．群間比較試験
  3．ランダム化比較試験
  4．クロスオーバー試験
Ⅱ．調査票の設計
Ⅲ．質的研究
Ⅳ．混合法
Ⅴ．事例を通した研究
 A．ケースレポートとケーススタディ
 B．ケースシリーズデザイン
 C．シングルシステムデザイン
Ⅵ．尺度開発
Ⅶ．文献研究
 A．システマティック・レビュー
 B．メタ・アナリシス
Ⅷ．データベース研究

1 研究疑問に応じた研究の種類

研究疑問に応じた研究の種類について，回復期リハビリテーション病棟勤務のA作業療法士の疑問を例として，取り組み過程をふまえた研究の種類を5つ紹介する．

超高齢社会が進展するなか，認知症高齢者は462万人（厚生労働省，2012年）で，今後も増加すると推測されている．Aもこれまでに認知症の人をかなり担当してきている．

Aは，「入院患者のうち認知症の割合はどの程度なのだろうか」「認知症を発症する人とそうでない人の過去のライフスタイルは異なるのだろうか」「認知症では，中核症状のみならず行動心理症状（behavioral and psychological symptoms of dementia；以下，BPSD）を呈する．そのなかでも抑うつやアパシー（無気力・無関心状態）は，非薬物療法によって改善していくのだろうか」「どのようなプログラムで改善が期待できるのだろうか」などと臨床疑問を膨らませていった．

a．文献研究

いずれの研究の種類を選択する場合にも，初期に注力すべき取り組みのひとつが文献研究であり，基本的には国内外の原著を優先する．

例えば，Aの疑問にあたるBPSDに対する非薬物療法の現状と課題に関する文献研究では，Aは文献検索データベースとして医中誌WebとPubmedを用いた．図1-3の文献選択の流れに示したキーワードと文献の選択基準に準じた結果，最終的には15件が抽出された[2]．

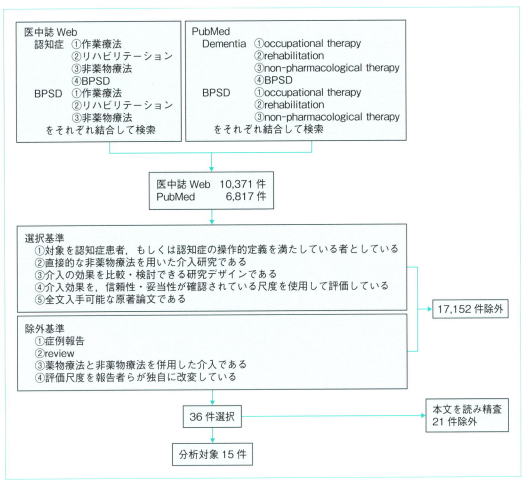

図1-3 文献選択の流れの一例

　そのうち，BPSDの改善を報告した論文が10件該当した．そして，刺激に焦点を当てた音楽療法や作業活動などを用いた介入によって，抑うつや妄想観念が改善する傾向が報告されていた．介入頻度と時間では，週1回30分以上でBPSDの改善が期待できる可能性が高かった．また，対象者のQOLの改善を示した報告は2件だったが，介護者のQOLに対する効果や介護負担軽減に関しては不明であった．今後の課題としては，認知症に対する非薬物療法およびその波及効果に対するデータをさらに蓄積し分析することであった．

　このように先行研究を厳選して系統的に読み込み精査（レビュー）してまとめ上げるのが，システマティック・レビューである．

b．横断研究

　横断研究は，対象集団の一時点（設定した期間内）における，ある状態と要因を同時に調査し，実態や要因間の関連を明らかにする方法である．Aの臨床疑問では，作業療法対象者のうち，認知症の有無や認知症高齢者の日常生活自立度（認知症度），BPSD（抑うつやアパシー）の有無，N式老年者用日常生活動作能力評価（N-ADL），認知機能などを把握することによって，それぞれの割合や程度を明らかにすることが該当する．

　データ収集には，研究対象者（症例）に対して既存の評価票（観察法・テスト法）を用いたり検査（テスト法）を実施したりすることになる．しかし，新たに認知機能検査を実施することが，研究対象者の心理的な負担につながる可能性がある．このような事態が想定される場合には，担当セラピストがすでに実施した評価結果や診療録に記載のある関連情報を得るという，データの二次利用も選択肢となる．

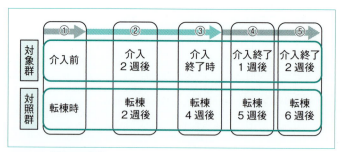

図1-4 評価の時期
対象群において，②③は介入期間，④⑤はフォローアップ期間．

c. 症例対照研究（ケースコントロール研究）

認知症の有無を把握すると同時に認知症発症に関連があるとされる要因を過去にさかのぼって検討する場合には，認知症有無別の2群に分けた症例対照研究となる．

例えば，健康行動面（高血圧，糖尿病，飲酒，喫煙，運動，健診など）や心理社会面（趣味，ボランティア，会や組織，外出，友人知人など），生活機能（買い物，調理，金銭管理など）などについて，過去にさかのぼって情報を収集し，2群間比較することによって認知症発症の要因を推定する．

一方，認知症の有無別でのリハビリテーション終了後の退院先が，自宅なのか他の場所なのかについて違いがあるか否かを追跡する場合には，コホート研究の手法を選択することになる．

d. 介入研究

Aの臨床疑問にあたる作業療法などの非薬物療法によって，例えば，抑うつやアパシーが改善するか否かを検証するには，特定の作業療法プログラム参加群（対象群）と参加しない群（対照群）の2群間で比較する，ランダム化比較試験が望ましい．しかし，2群に割りつけることの是非を論ずる立場や2群を統制する困難もある．このため，ある対象群に対する介入によるその変化（効果）を追究する場合には，群内前後比較試験となる．

一方では，個別もしくは複数の事例を通した，時間軸に沿って症例の症状や行動の変化を捉えて分析を加える，事例研究やシングルシステムデザインもありうる．

Aは，（研究）倫理審査委員会の承認を受けた後に，以下のような研究を実施した．

認知症で抑うつとアパシーを呈した対象者に対して，調理活動に参加する対象群と参加しない対照群の2群に振り分けた．両群とも理学療法と作業療法を同単位程度実施している．調理活動は，1クール5人程度の小集団にて週2回各45分間で4週間実施，計2クルー実施し対象群（12名：全員女性，平均年齢85.2±6.1歳）と対照群（12名：女性11名，85.8±4.0歳）を分析対象とした．主たる評価にはGDS-15，やる気スコア，WHO-5を用いた．評価時期と結果を図1-4と図1-5に示す[3]．

e. 混合法

一次研究としての量的研究や質的研究が単一で行われる一方で，両方を用いた混合法の研究もある．例えば，前述dの介入研究によって数量的な変化は把握できるが，研究対象者が調理活動に参加したことによって，本人に起こった内的な変化やその機序は，対象者本人から直接聴取しないと分からない．この場合には，混合法を用いることにより多面的で客観的な考察が可能となる．また，作業療法士が介入やアプローチ時にもつべき視点と，対応のポイント把握や理解にも有用と考えられる．

2 研究種類の方法に応じた研究倫理

研究を進める基本は，研究計画書を作成するとともに，（研究）倫理審査委員会への申請（表1-3）と承認を受ける必要がある．これについて

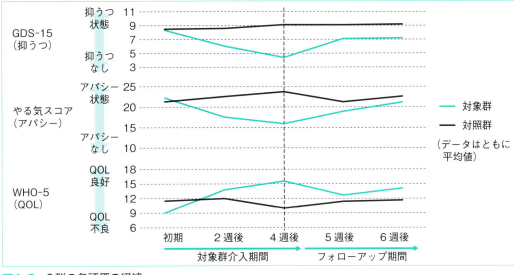

図1-5　2群の各評価の経緯

は，Ⅱ「臨床倫理と研究倫理」(p13〜17)で述べた．
　特に人を対象とする研究では原則として，研究対象者へのインフォームド・コンセントを必要とする．研究対象者への説明は，研究目的などが記された説明書(表1-4)を用いて行う．説明に対する研究対象者の同意は，同意書(表1-5)への署名もしくは記名と捺印によってなされる．しかし，途中同意撤回の申し出も想定されるので書面の準備も必要である(表1-6).
　一方，同意書がすべてにおいて必須かというとそうではない．例えば，横断研究において調査票を用いた郵送法では，研究説明書に「説明書をお読みになられて調査票にご回答の方は，本研究にご同意いただいたと判断致します」と付記しておく．この場合には，回答をもって同意があったとみなす．また，集合調査では，研究説明後にあらかじめ調査を受けないという人を確認した後に実施する場合には，調査回答者の同意書は必須ではない．
　一方，研究目的で行われる，穿刺，切開，薬物投与，放射線照射，心的外傷に触れる質問などによって，研究対象者の身体または精神に傷害または負担が生じる侵襲がある．また，血液や体液など人体から採取された試料を扱う場合もある．これら侵襲と試料が該当する研究の場合には，同意書が必須の場合が多い[4,5,6]．インフォーム・コ

表1-3　(研究)倫理審査申請書の構成(例)

- 研究題目
  研究計画書に準ずる．
- 研究代表者名(学生名)
- 研究分担者名と所属
- 研究目的
  研究計画書の内容に準ずる．平易な記述に努める．
- 研究期間
- 研究概要
  研究計画書に準ずるが，研究の背景や全体像が専門外の委員にも分かるよう，平易に記述する．専門用語は極力避け，必要に応じて簡単な説明を加える．
- 研究対象者の属性
  性別や年齢層，人数などを記載する．
- 研究方法(箇条書き)
  実験の手順・方法(使用機器等を含む)，調査する場所や期間・頻度も明記する．(研究)倫理審査委員には，専門外の委員も含まれるため，できるだけ専門用語を避け平易な言葉を用いる．
- 利益相反の有無
- 研究における倫理上の配慮
  研究計画書に準ずるが以下について明記する．
    対象となる個人の人権擁護についての配慮．
    研究対象者(またはその保護者)の理解を求め同意を得るための方法．
    研究によって生じる可能性のある研究対象者への不利益(危険性)およびそれらに対する配慮．
    データ管理における配慮．

ンセント後の同意に関する手続きは，観察研究や介入研究と侵襲や試料の有無などによって細分化されている．このため各種倫理指針[4,5,6]を参考にしたり，(研究)倫理審査委員会の規定や手引書

表1-4 研究対象者への研究目的等の説明文書構成（例）

- 研究代表者名
- 研究題目
  （研究）倫理審査申請書と同一にする．
- 研究目的
  平易な記述に努める．
  「です．ます．」体を使用する．
  「研究対象者」「対象者」という表現は避ける．
- 研究方法
  （研究）倫理審査申請書に準ずるが，研究対象者の方に実際行っていただくことが分かるように記述する（調査の場合も同様）．
- 研究に協力していただく方の不利益または危険性についての説明
  （研究）倫理審査申請書の研究における倫理上の配慮の該当部分に準ずる．
- 研究上の留意点
  途中同意の撤回の自由を記載する．
  その他，（研究）倫理審査申請書の研究における倫理上の配慮に準ずる．
- お約束
  十分に説明を行うことを記述する．
  同意書の管理方法を記載する．
- 説明書の有効期間
  （研究）倫理審査申請書に準ずるが，実際は審査で承認された期間を記載する．
- 問合せ先
  研究責任者の氏名と住所，連絡先を明記しておく．

表1-5 同意書の構成（例）

- 所属と研究代表者名（研究分担者含む）様
- 研究題目
  （研究）倫理審査申請書と同一にする
- 同意内容の文面
  例文
  　私は，研究目的等の説明書に基づく説明を受け，その目的および危険性について十分に理解しましたので，この研究に参加することに同意します．

同意年月日 住所 本人の署名または記名・捺印
代諾者同意の場合 署名または記名・捺印
続柄 連絡先

表1-6 同意撤回書の構成（例）

- 所属と研究代表者名（研究分担者含む）様←同意書と一致
- 同意撤回内容の文面
  例文
  　このたび，「　　　　　研究題目　　　　　」実施に際し説明を受け，研究参加に同意しましたが，その同意を撤回します．
  　なお，私に関する試料，データ（資料）などは破棄してください．

同意撤回年月日 住所 本人の署名または記名・捺印
代諾者同意撤回の場合 署名または記名・捺印
続柄 連絡先

の内容を理解して手続きをする必要がある．

　また，病院内での診療データを個人が特定されない形で学会発表や論文発表に使用することがある．この場合には，個別にインフォームド・コンセントを省略する代わりに，あらかじめ所定の情報を病院のホームページ上で公開したり院内掲示したり，個別配布したりするなどで拒否する機会を保障する必要がある．これはオプトアウトに該当する．

文　献

1) 近藤克則：集中講座研究入門第1回　研究に必要なものと研究プロセス．総合リハビリテーション，**44**（1）：68-71，2016．
2) 窪　優太・竹田徳則：わが国における認知症の行動・心理症状（BPSD）に対する非薬物療法の現状と課題．日本認知症ケア学会誌，**16**（2）：484-497，2017．
3) 窪　優太・他：回復期リハビリテーション病棟入院の抑うつ・アパシーを呈する認知症高齢者に対する集団料理活動の効果．老年精神医学雑誌，**28**（8）：899-904，2017．
4) 文部科学省・厚生労働省：人を対象とする医学系研究に関する倫理指針．2014．（http://www.mhlw.go.jp/file/06-Seisakujouhou-10600000-Daijinkanboukouseikagakuka/0000069410.pdf）〔2017年9月21日確認〕
5) 文部科学省・厚生労働省：疫学研究に関する倫理指針．2002．（http://www.mhlw.go.jp/general/seido/kousei/i-kenkyu/ekigaku/0504sisin.html）〔2017年9月21日確認〕
6) 文部科学省・厚生労働省：人を対象とする医学系研究に関する倫理指針ガイダンス．（http://www.lifescience.mext.go.jp/files/pdf/n1500_02.pdf）〔2017年9月21日確認〕

IV. 研究対象者の選定

大浦智子，木村大介

人を対象とした研究を行ううえで，臨床上の疑問を明らかにしたい母集団全員を対象とした悉皆調査を行うのは容易ではない．したがって，研究を行う際には，その母集団から抽出された集団を構成する人が研究対象者となる．母集団から，どのような方法で選定するか（サンプリング），どのように研究対象者を選定するか（リクルート）やどの程度の人数を集める必要があるか（サンプルサイズ）は，研究結果を母集団に一般化できるか否かに影響を及ぼす．また，これらは，量的研究と質的研究によっても主な手順や方法が異なる点にも留意する必要がある．本章では，研究対象者選定におけるサンプリング，サンプルサイズ，リクルートの概略と，研究対象者の選定において留意すべきバイアスについて述べる．

1 母集団と研究対象集団

ある地域や臨床特性をもつ研究対象となる集団を母集団という．調査・観察・介入の対象となるもとの集団を母集団といい，母集団の性質を調べるために取り出されたデータ集団を標本（サンプル）という．研究には，母集団全員を対象とする場合と，一定の手続き（手順）を経て選定した母集団の一部を対象とする場合がある．調査では，前者を全数調査もしくは悉皆調査といい，後者を標本調査という．標本調査は，全数調査を行うには人数的に多すぎて現実的に実施が難しい場合や予算的制限などで実施が不可能な場合などに用いられる．研究においては，標本を観察・介入してデータ収集し，そのデータを解析することで，目的とした知見を得ることができる．

母集団から，研究結果を一般化したい特定の属性などに限定して定義した集団を目的母集団という．目的母集団をさらに具体的に特定の地域や時間で絞り込んだ集団が「研究対象集団」となる．

例えば，日本国内の在宅介護を受けている軽度の要介護高齢者の日常生活活動（activities of daily living；ADL）と生活の質（quality of life；QOL）との関連を明らかにしたい場合，日本の在宅要介護高齢者全員が母集団であり，さらに年代や要介護度の程度によって限定した集団が「目的母集団」，そして研究を実施するうえでアクセス可能な特定の地域等の集団が「研究対象集団」といえる．

2 包含基準と除外基準

研究対象集団の選定には，具体的な選定基準（包含基準と除外基準）を定義する．包含基準は，目的母集団の主な特性を示し，実際に研究を実施する際には対象とする基準を明確に設定する．例えば，属性的特性（性別，年齢），臨床的特性（健康状態など），地理的特性（特定の病院など），時間的特性（測定時期）などがあげられる．一方，除外基準には，言語的障壁や心理学的問題等があげられる．留意すべき点は，二つの基準は具体的に設定し，除外基準は極力少数にとどめることである．

先の要介護高齢者のADLやQOLの例で考えると，包含基準を，1）独居，2）要支援1から要介護2まで，3）75歳以上，4）A市在住でB居宅支援事業所がX年1-3月に居宅支援計画を立案，除外基準を，1）言語的コミュニケーションが不可，2）顕著な認知機能の低下，と定めることが出来る．

3 サンプリングの種類

サンプリングの種類は，量的研究と質的研究では異なる．本章では量的研究で用いられる主なサンプリングの簡易サンプリングとランダムサンプリングについて説明する．なお，質的研究のサンプリングについては第2部Ⅲ「質的研究」（p50〜54）で述べる．

a. 簡易サンプリング

非確率的サンプリングのひとつで，選択基準を満たし，アクセスが比較的容易で，研究に参加してくれる人を研究対象者としてサンプル抽出する方法である．研究者の知り合いに依頼する等のようにリクルートが容易で，コストも比較的かからないために便利な方法である．ただし，目的母集団を適切に代表しているサンプリングになっているのかを十分に吟味する必要がある．非確率的サンプリングには，このほかに連続的サンプリング（選択基準を満たす人を連続的に集める方法）があり，臨床研究ではよく用いられる．

簡易サンプリングの例として，自分の勤務している病院で作業療法を受けている脳卒中患者をリクルートすることがあげられる．この場合，果たして一般的な脳卒中患者を代表する研究対象集団となりうるだろうか？　病院の特性（患者の病期，障害の程度，入院期間など）が影響することは想像に難くなく，後述の選択バイアスが生じていることとなる．

b. ランダムサンプリング

すべての人が無作為（ランダム）に，全く等しい確率で選ばれるサンプリング方法である．しかし，ランダムに研究対象者を抽出したとしても，代表性を確保するにはある程度の人数が必要であり，かつ抽出した集団から研究対象者が少なすぎては目的母集団から偏りが生じてしまうことに留意する必要がある．

1) 単純ランダムサンプリング

目的母集団を構成する人々に番号をつけ，その中から乱数表を用いるなどしてランダムに研究対

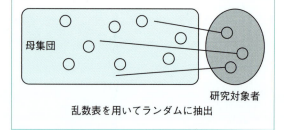

図1-6　単純ランダムサンプリングの例

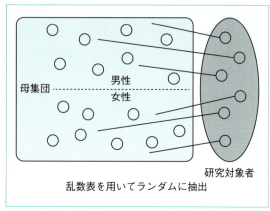

図1-7　層化ランダムサンプリングの例

象者を抽出する方法である（図1-6）．番号をつけた人々を対象に一定の周期（規則）でサンプリングする方法は系統的サンプリングといい，単純ランダムサンプリングとは異なる．

2) 層化ランダムサンプリング

目的母集団を性や年齢などの層に分け，層ごとにランダムにサンプリングする方法である（図1-7）．これにより，特定の年齢や性別に偏ることなく，各層のサンプルを得ることができる．

3) クラスターサンプリング

学区や町，病院等のクラスター（集団，塊を意味する）をランダムにサンプリングする方法である．母集団が広範囲で対象者のリスト作成が困難な場合に，クラスターサンプリングによって地域や病院を抽出することにより，サンプリングが容易になる等の利点がある．反面，特定の病院や地域に特性が偏っていることがあることに留意する必要がある．

4 サンプルサイズ

サンプルサイズの考え方においても，量的研究と質的研究では考え方が異なる．一般的に，量的研究のサンプルサイズは，質的研究よりも大きい．本章では量的研究において留意すべき点を述べる．質的研究のサンプルサイズについては，サンプリングの種類とともに第2部Ⅲ「質的研究」(p50〜54)で述べる．

量的研究では，研究目的を達成しうるサンプルサイズ(研究を行ううえで必要な人数)を見積もってから，対象者をリクルートする．研究を行ううえで比較群を設定する場合には，どのような指標で測定して比較するのか，その差をどの程度に想定するのか，を定めることでサンプルサイズの見積もりが可能になる．この見積もりは統計学的計算を用いるため，成書を参考にしたり，生物統計家に相談することが肝要である．

サンプルサイズが不十分な場合，統計による検定を用いてもその差を見出すことはできない．そのようなことが予測される研究を行うことは，倫理的とはいえない．また，サンプルサイズが小さい場合には結果の一般化が困難である．一方で，サンプルサイズが大きすぎる場合には統計学的に「差がある」と有意な結果が出やすくなるほか，必要以上の研究対象者に協力してもらうことによる対象者への不必要な負担が生じるという倫理的な問題もある．研究目的にみあった適切なサンプルサイズを見積もることが，研究対象者の負担を最小限にし，かつ結果を有効活用できるようにするためには欠かせない．

5 研究対象者のリクルート

研究対象者のサンプリングの方法に十分配慮したとしても，リクルートの方法が現実的でない場合には適切に対象者を集めることが困難となる．また，母集団から目的母集団，研究対象集団と絞り込む過程で，研究対象集団に偏りが生じて代表性が損なわれることのないようにしなければならない．

選択基準を満たす対象者が多く存在しても，質問紙の記載量が多い場合や身体能力の計測に長時間を要するなどのように研究対象者への負担が大きい場合には，研究に参加してもらいにくく，研究対象者を十分にリクルートすることが困難となる．また，研究対象者は「研究参加に意欲の高い人」または「健康意識の高い人」に偏る可能性もある．このようなことを防ぐために，選択基準を満たす多くの人が研究に協力しやすくなるように研究説明を尽くす，研究協力に伴う負担(研究への参加に伴う侵襲性や回答する質問項目など)を可能な限り軽減する，インセンティブを設定するなどの配慮が必要である．

なお，対象者のリクルートに先だって，当然研究計画書の作成や(研究)倫理審査委員会への申請と承認が必要である．また，施設や病院，地域が対象となる場合には，事前に関連各所の協力を得ておくことも重要な手続きである．必要に応じて別途それぞれで研究倫理審査を受けたり研究協定を結ぶ場合もある．

6 研究対象者の選定およびデータ収集時に生じる主なバイアス

a. 対象者の選定時に生じるバイアス

母集団から研究対象者をリクルートする過程で，研究対象者の偏りはできる限り避けるべきである．研究対象者の特性の偏りのことを「バイアス」という．主なバイアスとして，「選択バイアス」がある．

これは，研究対象者のリクルートや割付けを行う際に生じるバイアスである．例えば，簡易サンプリングを用いて研究対象者をリクルートすることによって，ある特性の研究対象者に偏る現象が生じる．例として，大規模な急性期病院とクリニックの外来でリクルートするのでは，対象者の病気の重症度や障害の程度が異なる．また，学内の学生を母集団としてリクルートすると一部の学部に所属する学生に限定されてしまう現象も生じかねない．これらは，対象者の選択方法から生じるバイアスである．また，介護予防のための健康

や各種予防教室や健康のための啓発として講話を聞きに来る参加者は，参加しない人たちに比べると比較的健康意識が高いことが予測され，真に対象としたかった母集団と比べるとバイアスが生じやすい．これを自己選択バイアスと言い，選択バイアスのひとつである．また，このほかの選択バイアスとして，割付けバイアスがある．これは，複数の群に割付けて研究を行うときに，割付けがうまくいかずに各群の研究対象者の特性に偏りが生じることを指す．

バイアスに留意しないまま研究をすすめると，研究計画書で研究対象とした母集団とかけ離れてしまい，研究の一般化可能性が損なわれてしまう．これに対して，サンプリング方法を工夫するほかに，包含基準や除外基準を明確にすることなどでバイアスを回避することができる．しかし，実際の臨床場面における研究ではさまざまな制約があり，必ずしもランダムサンプリングが可能とは限らない．そのため，研究を実施するにあたっては研究対象者にどのような選択バイアスが生じている可能性があるかを十分に吟味し，結果を解釈することが必要となる．

b. データ収集時に生じるバイアス

データを収集する際に生じるバイアスとして，「情報バイアス」がある．情報バイアスにはいくつかあるが，このうち研究対象者からデータを収集する際に測定者によって得られるデータに差が生じるものを観察者バイアスという．同じ測定を行うにしても，測定者の厳しさによっても結果が異なることもあれば，測定機器の違いによっても結果が異なることがある．これを防ぐためには，測定方法の標準化を行い，測定者を固定する，測定者もランダムに割り振る等の方法がある．情報バイアスにはこの他にも，研究対象者が報告するときに生じる報告バイアスがある．これは，質問の仕方や内容によっては，研究対象者の回答が（無意識であったとしても）歪むことなどがあげられる．例えば，一日の運動量の調査では，運動量が少ない人が多めに見積もって回答（反対もあり得る）することがあげられる．このようなバイアスを防ぐためには，できるだけ客観的に測定できる方法（先の例であれば，活動量計など）を用いることが肝心である．

文 献

1) Hulley SB, et al.（原著）/木原雅子・木原正博（訳）：医学的研究のデザイン 第4版．メディカル・サイエンス・インターナショナル，2014．
2) Liamputtong P（原著）/木原雅子・木原正博（訳）：現代の医学的研究方法 質的・量的方法，ミクスドメソッド，EBP．メディカル・サイエンス・インターナショナル，2012．
3) 川村 孝：臨床研究の教科書．医学書院，2016．
4) 福原俊一：臨床研究の道標 7つのステップで学ぶ研究デザイン．認定NPO法人健康医療評価研究機構，2013．

V. アウトカム

大浦智子，木村大介

　量的研究を行ううえで，「何を明らかにするか」の「何」にあたるのが，アウトカムである．研究におけるアウトカムは，研究の目的に合致した具体的なもので，かつ測定可能なものである必要があり，研究を計画する段階でアウトカムをどのように定めるかは非常に重要である．臨床場面におけるアウトカムとは，患者が有する何らかの要因や，リハビリテーションなどの介入によってもたらされた結果を意味する．一方，臨床研究では，アウトカムはエンドポイントともよばれる．エンドポイントは，優先順位の高い主要なエンドポイント（プライマリーアウトカム）と優先順位の低い副次的エンドポイント（セカンダリーアウトカム）に分類される．仮説検証を行う研究では，優先順位の高いプライマリーアウトカムを設定し，サンプルサイズの見積もりに用いることとなる．研究によっては，関節可動域，筋力，麻痺の程度，認知機能などの多数のアウトカムを設定している研究が散見される．しかし，本来は「その研究で何を明らかにするか」に基づいて優先順位の高い指標をアウトカムに設定するべきである．

　例えば，脳卒中患者に対する作業療法の効果を明らかにする研究では，そのアウトカムをどのような尺度で測定するか，ということである．この場合，麻痺の程度，歩行速度，日常生活活動の自立度，生活の質，などさまざまな項目がある中で，測定したい項目を的確に測定できる尺度を選択する．選択した尺度の測定目盛りが粗すぎると変化や差を正確にとらえることができない．また，測定者や測定手段によって異なる結果がもたらされることがあっては，正確な結果が得られない．尺度の信頼性と妥当性については，第2部Ⅵ「尺度開発」(p68～70)で細説しているので参考にされたい．

1　アウトカム指標の種類と選択

　どのようなアウトカムを・どの尺度で測定するかを決定する際には，先に述べたように研究の目的に合致したものを選択する．すなわち，「どの立場で」・「何を見るか（測るか）」という観点である．アウトカムとして用いる指標は，例えば，検査値や機能障害など客観的に測定する指標のように医療者の視点にたつもの，病気の症状や主観的な生活の質（quality of life：QOL）などの患者の視点にたつもの[1]，医療費などのように社会の視点にたつもの，と整理することができる（表1-7）．

　アウトカムとして用いる指標を決定したら，どの尺度で測定するかを決定する．尺度には，名義尺度，順序尺度，間隔尺度，比率尺度がある．第3部で説明されている尺度の種類を理解したうえで，研究で明らかにしたいアウトカムを効果的に測定するために尺度を選択する．

　医学研究においても，近年は患者の視点が注目されており，研究を行う側の観点だけではなく，患者にとって臨床上重要な指標をアウトカムに設定することも増えてきている．作業療法領域の研究を行ううえでも患者の視点は重要であることを念頭に，慎重に研究上のアウトカムを設定するべきである．

文献

1) 福原俊一：臨床研究の道標　7つのステップで学ぶ研究デザイン．認定NPO法人健康医療評価研究機構，2013．
2) 内山　靖・他（編）：臨床評価指標入門．協同医書出版社，2003．
3) Hulley SB, et al.（原著）/木原雅子・木原正博（訳）：医学的研究のデザイン　第4版．メディカル・サイエンス・インターナショナル，2014．

表1-7 アウトカム指標の種類

	アウトカム	評価基準	例
医療者の視点に立った指標 provider-based outcomes	客観指標	検査異常 機能的異常 生死	eGFR, PSA 心収縮率, 肺機能 5年生存率
患者の視点に立った指標 patient-based outcomes	症状	残尿感・失禁	症状スケール
	QOL	日常生活機能への影響	SF-36, VFQ11
	効用	価値付したQOL	EQ5D, HUI, SF-6D
社会の視点に立った指標 society-based outcomes	社会負担	生産性 医療資源消費	病休, 生産性 医療費
	医療効率	費用対効果CE 集団レベルで判断	Yen/QALYS NNT

〔福原俊一, 2013[1] [p41]〕

VI. 研究計画の立案

竹田徳則

1 研究計画書

　研究構想の段階では，作業療法学生や研究経験の浅い作業療法士は，得てして目的や対象と方法が漠然としていたり，あれもこれもと多くのことを含めてしまう．したがって，自身が構想している研究を実現可能な研究へと進めていくには，具体的な内容書として研究計画書を作成する．

　研究計画書では，研究の背景と目的や意義，対象と方法，研究予定などを明確に記載する．これが自身の研究の行動指針となる．

　また，研究計画書は研究倫理審査申請書にも反映するため，その作成は作業療法士にとっても卒業研究に取り組む学生にとっても必須の作業である．

2 研究計画書の構成

　研究計画書の構成は，題名・研究者（学生）名と所属・研究の背景・研究目的・研究の意義・対象と方法・研究倫理・文献からなる．それぞれ記載すべき内容と留意点を以下に述べる．

a．題名

　研究の題名は，第4部「研究の発表」（p121〜137）にある学会発表や論文執筆の題名と同様で，研究内容を簡潔かつ正確に表し，読者が題名を見て内容を具体的に想像できるものとする．

b．研究の背景

　研究しようとする内容に関連する先行研究のレビューに基づき重要な背景を抽出し記載する．すなわち，すでに分かっていることや逆に未解明な点を受け，研究の課題や追究すべき内容を明記する．なお，背景には，自身が日頃もち合わせている題名に関わる熱い思いや考えは記載しない．

c．研究目的

　研究の背景を受け，何を明らかにしようとしている研究なのかが分かるよう記載する．つまり，実験することや調査をすることが目的とはならない．研究の目的は，取り組む内容や課題によっては複数の場合がある．

d．研究の意義

　研究目的を達成することが，何に役立つのか（寄与や貢献が可能なのか），何につながるのか，を記載する．

　例えば，「本研究の意義は，○○を明らかにすることによって，○○に対する作業療法介入法の新たな提案につながる」などと記載する．

e．対象と方法

　対象では，対象とする母集団と選択法や人数，対象者の属性（性・年齢・所在場所など）を記載する．

　方法では，検査測定に用いる機器や調査項目，実施方法と手順，分析方法では分析対象者の選定基準や除外基準，扱う目的（独立）変数と説明（従属）変数，用いる統計分析法などを記載しておく．これは，他者が追試や再現が可能となるよう丁寧に分かりやすく記載する．また，研究の実施予定の概要を記載する．

　例えば，卒業研究であれば，調査票（案）の設計と予備実施を経た調査票完成（○年○月〜○月），調査票配布と回収（○年○月），調査票入力・データベース作成（○年○月〜○月），分析（○年○月），報告資料作成（○年○月），卒業研

表1-8 文献の記載順の例

- ●雑誌の場合
  著者名（フルネーム）：論文名．雑誌名，巻（号）：頁（初頁～最終頁），西暦発行年．
- ●単行本の場合
  著者名（フルネーム）：書名．版，頁（初頁～最終頁），発行所，西暦発行年．
- ●編集著作の場合
  著者名：タイトル．「書名」．編者名，版，頁（初頁～最終頁），発行所，西暦発行年．
- ●オンライン情報の場合
  著者名（出典元）：Webタイトル．アドレス（URL）．アクセス（閲覧）年月日．

究執筆・脱稿（〇年〇月）など，月単位や場合によっては週数単位で記載する．これにより学生と指導教員は，進行と達成状況を確認できる．

f. 研究倫理

研究を行うに先立って，（研究）倫理審査委員会に申請して審査を受けた後に研究を始めることを記載しておき，計画書作成後に申請を行う．なお，既卒の作業療法士において，職場に（研究）倫理審査委員会が設置されていない場合には，事前に施設長や院長などの承諾を得たり，出身作業療法士養成校に設置の（研究）倫理審査委員会に申請したりする．そして，承認後に研究を実施する旨を記載しておく．

g. 文 献

研究に関連する重要な先行研究を数編厳選して記載する．記載法はバンクーバー方式に従う場合が多く，その基本的な記載順は表1-8の通りである．「，」（コンマ）「．」（ピリオド）「・」（ナカテン）の使い分けにも留意する．なお，著者名が4名以上の場合には，3名記載後に「・他」と略す．

本書で掲載している参考文献はすべてバンクーバー方式に沿って記載している．

3 良い研究計画書とは

良い計画書として，近藤[1]は，「その研究のゴール（目的）が新規性の高いもので，かつ面白く，期待される成果の意義が分かり，そこに到達するまでの道筋（対象と方法）は，倫理的にも許容され，実現可能性も高く，これなら着実に成果が上がりそうだと思える計画書である」と述べている．

近年では，研究的立場にある作業療法士以外にも自身の研究構想を新規性があり実現可能性の高い研究として，外部研究助成金を得るための計画書作成を目指すセラピストや社会人大学院生も多い．

外部研究助成金の申請において，例えば，科学研究費助成事業（通称：科研費）申請書では，その冒頭で研究目的（概要）として，簡潔にまとめた記載が指定されている．

例として，筆者の研究題目「ポピュレーションアプローチによる認知症予防のための社会参加支援の地域介入研究」の申請書における冒頭の背景・目的は以下のように記載した．

> 「認知症発症（リスク）には，例えば生活機能の手段的自立（IADL）低下者割合で市町村間に2倍近い差があるなど，社会参加や対人交流の社会的ネットワークなど社会的要因も関連することが明らかにされてきている．しかし，これらの地域差や社会的要因に着目した認知症予防のための地域在住高齢者すべてを対象とした（ポピュレーションアプローチ）地域介入法の開発と，効果の検証はほとんどなされていない．本研究の目的は，地域で展開されている集いの場（サロン）を活用した地域介入とその長期追跡データの分析による認知症予防効果の検証，集いの場における活動や社会参加の内容の違いによって認知症予防の効果が異なるのかを明らかにすることである」

また，研究の目的，方法および期待される効果の流れ図を示すと研究全体が分かりやすくなる．図1-8は，前述の研究題目に関する内容を示した流れ図，図1-9は3年間の計画に基づく年度単位での実施内容の予定を表している．

いずれにしても，自身の興味関心や臨床疑問を研究として形作るには構想した研究計画を研究計画書として仕上げる必要がある．良い計画書作成に仕上げていくには，少なくとも4～5回の推敲は欠かせない．その過程では，研究指導教員や職場の共同研究グループ構成員などの指導や指摘を得ることが必須といえる．

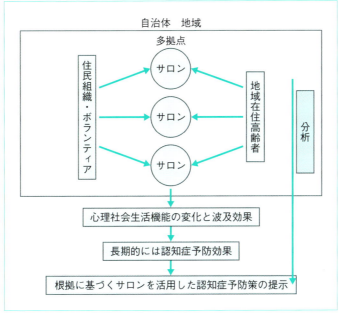

図1-8 研究の流れ図

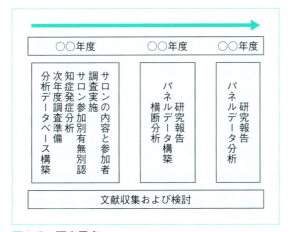

図1-9 研究予定

文 献

1) 近藤克則：集中講座研究入門第4回　研究構想・デザイン・計画. 総合リハビリテーション, **44**(4)：337-340, 2016.

第1部の参考文献

第1部「研究を始めるにあたって」を構成するにあたって参考にした文献を以下に列挙した．本書をふまえてより発展的・実践的な内容を学習する際には，これらの文献を参照されたい．

1) 眞嶋俊造・他（編）：人文・社会科学のための研究倫理ガイドブック．慶應義塾大学出版会，2015．
2) 文部科学省・厚生労働省：人を対象とする医学系研究に関する倫理指針．2014．（http://www.mhlw.go.jp/file/06-Seisakujouhou-10600000-Daijinkanboukouseikagakuka/0000069410.pdf）〔2017年9月21日確認〕
3) 妹尾堅一郎：研究計画書の考え方-大学院を目指す人のために．ダイヤモンド社，1999．
4) 川村　孝：エビデンスをつくる-陥りやすい臨床研究のピットフォール．医学書院，2003．
5) 内山　靖・他（編）：臨床評価指標入門．協同医書出版社，2003．
6) Hulley SB, et al.（原著）／木原雅子・木原正博（訳）：医学的研究のデザイン　第4版．メディカル・サイエンス・インターナショナル，2014．
7) 福原俊一：臨床研究の道標　7つのステップで学ぶ研究デザイン．認定NPO法人健康医療評価研究機構，2013．
8) 川村　孝：臨床研究の教科書　研究デザインとデータ処理のポイント．医学書院，2016．
9) 山口拓洋：サンプルサイズの設計．認定NPO法人健康医療評価研究機構，2010．

第2部

研究の種類とデザイン

I. 量的研究
II. 調査票の設計
III. 質的研究
IV. 混合法（mixed methods approach）
V. 事例を通した研究
VI. 尺度開発
VII. 文献研究
VIII. データベース研究

I. 量的研究

大浦智子

「根拠に基づく医療(Evidence-based medicine；EBM)」は，「最善の根拠，臨床経験，患者の価値観，患者個々の臨床状態とおかれている環境を統合すること」とされ[1]，医学を含む保健・医療分野においては「根拠に基づく実践(Evidence-based practice；EBP)」[2]として知られるようになってきた．ここでいうエビデンスとは，疫学や臨床疫学の手法を用いて得られた研究結果である．1991年にGuyatt[3]によって提唱されたEBMは現在，我が国の医療においても疫学や臨床疫学の重要性が周知され，作業療法分野においてもEBPを進めるうえで必須の知識であるとともに，臨床研究を行ううえでも必須の知識である．疫学とはヒトを対象とした研究の方法論であり，多くの人のデータを数量的に分析する．これにより健康や疾病と関連する因子(要因)を明らかにできる．一方，臨床疫学は臨床場面においてデータを数量的に分析するため，対象が医療受領者(患者)であることが多く，その内容は治療効果などを明らかにする介入研究がよく知られている．

疫学研究の目的は，「疾病(健康異常)発生の予防に対する有効な対策を樹立すること」とされており，その過程は，疫学的現象を捉える"記述疫学"，疫学的仮説の検証や因果関係の推理を行う"分析疫学"，対象者の意図的な操作によって因果関係を明らかにする"実験疫学(介入研究)"のサイクルの循環によって成立する(図2-1)[4]．分析疫学で用いられる研究デザインは，観察研究と総称され，症例対照研究とコホート研究は縦断的に観察することから縦断研究ともよばれるうえ，比較群も設定されていることから，エビデンスの強さも横断研究とは異なる位置づけである．

A 観察研究

1 生態学的研究

生態学的研究とは，地域や集団単位と異なる地域や集団単位の間で，要因と健康状態を検討する方法である．既存の資料を用いると，特性の異なる多くの集団データを集めることができるため，時間的にも費用的にも着手しやすい研究手法である．方法として，ひとつの調査時点で複数の地域や集団の要因と健康状態を比較する方法と，同一地域で時間的な変化から要因と健康状態との関連を比較する方法がある．

しかし，個人ではなく集団単位で比較するため，集団単位で要因との関連が認められたとしても，必ずしも個人レベルで関連があるとはいえないという問題が生じる．したがって，生態学的研究で得られた結果が個人にも当てはまるかどうかを調査する必要がある．さらには要因と健康状態との関連に存在する交絡因子に関する情報が欠如していることから，他の要因による見かけ上の関連であることも起こりうる．生態学的研究は記述疫学の延長線上にあり，「仮説の設定」に用いられる．その因果関係などについては，コホート研究などの分析疫学によって検証する必要がある．

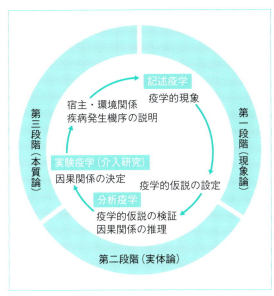

図2-1 疫学のサイクル

〔日本疫学会，2010[4]［p40］〕

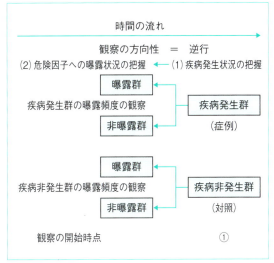

図2-2 症例対照研究の流れ

〔中村好一，2002[5]［p61］〕

2 横断研究

横断研究は，ある集団の一時点における状態（健康障害の有無，回復の程度など）と要因を同時に調査し，その関連を明らかにする方法である．要因と状態を同時に測定していることから，関連の有無を見ることはできても，その因果関係を明らかにすることはできない．そのため，横断研究は原則として「仮説の設定」にとどまることとなる．

横断研究の特徴としては，要因と状態を同時に測定できることから研究期間が短く，長期間の追跡などもないため費用もかかりにくく，また多くの対象者に対し，多様な事項を調査することが可能なことなどがあげられる．一方，要因と状態に時間的な前後関係が不明なため因果関係の推測ができないことや，場合によっては測定した要因が必ずしも真の要因ではなく関連する他要因であることも起こりうる．一般的に，その状態を有している人の割合（有病率）を算出する．

横断研究のひとつとして，診断研究があげられる．これは，ある検査によってその時点においてどれだけ正確に疾患を区別できるかどうかを測定するものである．すでに基準となっている検査（いわゆるゴールドスタンダード）と新たに作成した検査の結果を分析し，新たに作成した検査の感度や特異度，的中度を判断する．

3 症例対照研究（ケースコントロール研究）

症例対照研究はケースコントロール研究ともいわれる．この研究では，疾病の原因（もしくは状態の要因）を過去にさかのぼって追求することから，因果関係の推定ができる．「現在」からさかのぼって要因に関するデータを扱うことから「後ろ向き研究」と表現されることもある．

症例対照研究の特徴は，研究実施時点の症例（ケース）と対照（コントロール）（疾病あり群と疾病なし群，または状態良好群と状況不良群）を設定し，過去の状況（曝露，生活習慣や要因の有無など）を比較する（図2-2）．これはコホート研究に比べると短い期間で研究を行うことができ，対象の規模や研究にかかる費用や労力もコホート研究に比べて少なくてすむ．また，稀な疾患（もしくは状態）についても適切な対照群を設定すれば研究として扱うことができるが，稀な曝露による疾病発生の評価は難しい．対照の選定方法として，通常用いられるのは性と年齢を一人の症例にマッチさせて選ぶ方法であり，この方法をマッチ

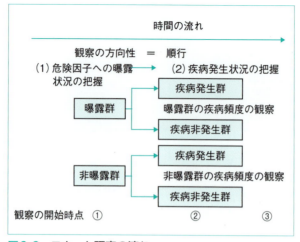

図2-3　コホート研究の流れ
〔中村好一，2002[5]〔p53〕〕

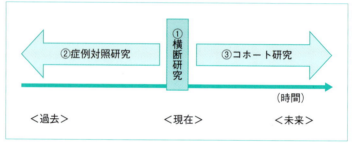

図2-4　横断研究，症例対照研究，コホート研究の時間軸

(例)
①横断研究
〈現在〉の一時点における脳卒中患者のBrunnstrom StageとFunctional Independent Measureとの関連をみるなど，一時点における調査．
②症例対照研究
〈現在〉を起点に，脳卒中患者のうち，入院6か月以内に自宅退院に至った群とそれ以外の患者群に分け，時間をさかのぼってリハビリテーション開始時期を比較する．
③コホート研究
〈過去〉もしくは〈現在〉におけるリハビリテーション開始時期が早い群とそうでない群に分け，自宅退院に至った割合を比較する．
※症例対照研究とコホート研究をあわせて縦断研究と称する．

ドペアとよぶ．

　過去の要因を調査するにあたっては過去を想起して情報を得ることが多く，結果の信頼性にも影響を及ぼすといわれている．一般的に寄与危険の算出は不可であり，リスクの評価はオッズ比を算出して求める（マッチドペアの場合はペアの数から算出するオッズ比を求める）．

4　コホート研究

　コホート研究は，疾病の原因（もしくは状態の要因）に基づき，将来もたらす結果（病気の発症，状態の良好・不良など）を観察する方法で，因果関係の推定ができる．症例対照研究との違いは，調査時点で収集する情報を確実に取得できることから，その信頼性が高い点である．「将来」に向かって結果に関するデータを扱うことから「前向

表2-1 観察研究の特徴

項目	症例対照研究	コホート研究	横断研究
疾病と要因の時間関係	あり 疾病は現在 要因の曝露は過去	あり 要因は現在 疾病は未来	なし 要因，疾病とも 調査時点（断面調査）
リスクの評価の方法	オッズ比	相対危険，寄与危険	有病率
研究期間	短	長	短
対象人数	少	多	多
脱落	なし	あり	なし
因果関係の推測	可	可	不可
まれな疾病	可	不可	可
分子	新発生例・診断基準に該当あるいは臨床的に診断された確実例（自己申告例は含めない）	要因曝露群（例：喫煙群）	有病例や不確実例（疑い例や自己申告例）も含まれる
分母	分子と属性の一致した集団（性，年齢など）	要因非曝露群（例：非喫煙群）	対象とする疾病の罹患者・有病者も含まれる

〔日本疫学会，2010[4)][p50]〕

き研究」と表現されることもある（図2-3, 図2-4, 表2-1）．

コホート研究の特徴は，調査時点から結果が得られるまで追跡期間を要することから，症例対照研究と比較して研究期間が長期にわたり，その対象の規模が大きくなり，研究にかかる費用や労力が多くかかる．また，長期間の追跡で途中脱落する可能性もあり，稀な疾患（もしくは状態）を研究で扱うことは難しい（大規模な母集団が必要となる）．しかし，原因や要因に関する情報が確実であり結果の信頼性が高いうえ，稀な要因についても追跡することが可能であることから，複数の疾患（状態）をアウトカムに設定することが可能である．コホート研究では結果の発生頻度を直接算出することが可能で，一般的に相対危険や寄与危険を算出する．

● コホート内ケースコントロール研究

コホート研究のデータを用いて，症例対照研究の手法を用いて行う研究方法である．

B 介入研究

実験研究ともよばれる．集団に対して，意図的介入の効果を測定するために行う（図2-5）．ここでいう"意図的介入"は，「効果の有無が未確認であるために，実験的環境において効果を検証する」ために用いられるプログラムを指す．すなわち，ここで提供される介入効果は不明であり，研究参加者（目の前の患者）への直接的利益は限りなく低く，場合によっては有害なことが起こりうることも念頭において準備を行う必要がある．介入研究は，将来の治療のために実験を行うこととなるが，同時に研究参加者に不利益がないように努める義務がある．そのため，周到な準備を行うことが，研究参加者の人権を守る意味でも重要な手続きとなる．

介入研究では，実験的な環境の特性を理解し，慎重に研究計画を立案する必要がある（図2-6）．

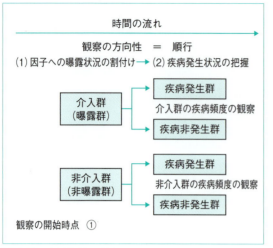

図2-5 介入研究の流れ
〔中村好一，2002[5]〔p69〕〕

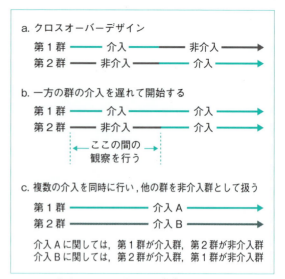

図2-6 非介入群に配慮したデザインの例
〔中村好一，2002[5]〔p73〕〕

1 群内前後比較試験

単一の集団に対する意図的介入前後の評価結果を比較するデザインで，"ワンアームの介入研究"とよばれることもある（図2-7）．介入していない比較群（以下，非介入群）が設定されていないため，集団の変化が真の介入効果とはいえず，結果の解釈においては他の要因によるものでないか十分に検討する必要がある．

なお，非介入群を同時に設定することができないことから単一群での介入試験を行った場合に，過去の類似集団を非介入群に設定して比較を行う試験をヒストリカル・コントロール試験という．介入群には研究対象である被検者や研究実施者の意識が影響している可能性があるうえ，類似集団は時期によっては背景状況（例：生活背景，制度等）が異なる場合もあるため，比較可能性を十分に吟味して設定する必要がある．

2 群間比較試験

介入群と非介入群の結果を比較するデザインである（図2-7）．非介入群が設定されているが，介入群と非介入群の割付けに際してランダム化されていないため，それぞれの集団特性が結果に影響を及ぼしている可能性が拭えない．集団の特性を十分理解するとともに，交絡による影響を考えたうえで結果の解釈を行う必要がある．

3 ランダム化比較試験

介入群と非介入群の割付けに際してランダム化を施し，集団特性が均一と仮定したうえで行われる真の実験デザインといえる（図2-7）．研究参加者を任意の群（例：介入群と非介入群）にランダムに割付けることをランダム割付けといい，研究参加者をランダムに抽出する「ランダム抽出」とは異なる．

ランダム割付けは通常，コンピュータや乱数表を用いて行う．厳密にいうと，ランダム化を行う際に恣意的にならないよう，独立したデータセンターで割付けを行うことが原則である．また，ランダム化に準じた割付け方法（くじ引き，曜日，カルテ番号，来室順に交互，など）の場合は，両群の背景因子に偏りが生じるなどの選択バイアスが起こり得ることから，「準ランダム化」とよばれることがある．ランダムに割付けた場合でも，性や年齢などの特性が偶然に偏ることがある．これらを避けるためには特性ごとにランダムに割付ける"層別ランダム化"を用いることもある．

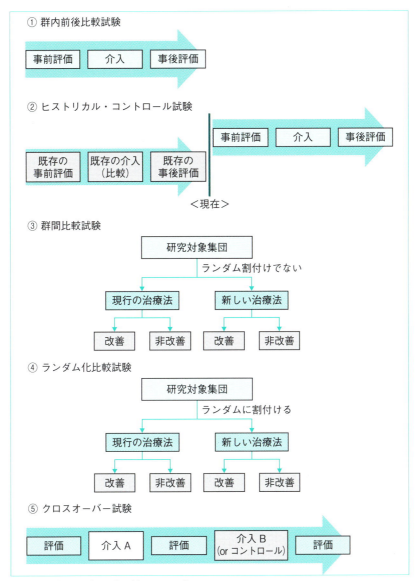

図2-7 介入研究の時間的イメージ

　また，ランダム化比較試験においては，マスク化も重要な要素である．これは被検者（介入群と非介入群）へのマスク化，治療者へのマスク化，評価者へのマスク化がある．これは，結果に影響を与えるバイアスを防ぐために重要な手続きである．薬の臨床試験などにおいては，本物の薬剤と偽薬（プラセボ）の区別がつかないよう準備され，被検者へのマスク化が行いやすい．また，主治医が割付けを行うものではないため，治療者へのマスク化も施されている．評価者へのマスク化は，評価対象である被検者が介入群か非介入群のどちらであるかを評価者が知ることによって生じうる結果へのバイアスを防ぐために用いる．

　作業療法においては，作業療法士を介した治療であるため，被検者と治療者へのマスク化は困難といえる．このような場合，少しでも結果に与えるバイアスを防ぐために，せめて評価者へのマスク化を行うことで，結果に与える可能性のあるバイアスを軽減する工夫や，研究の限界を理解したうえでの結果の解釈が求められる．

　ランダム化比較試験は，介入研究のなかでもエビデンスレベルが高いとされている．その手続きは対象者の選定，明確なアウトカムの設定，介入群と非介入群（非介入群に何もしないことのみを

表 2-2 各疫学研究の利点と欠点など

研究方法	利点	欠点	その他
記述疫学	・広範囲（例えば国全体など）の疾病頻度などを明らかにできる ・既存のデータを利用できる場合には比較的容易	・曝露の観察を行っていないので，曝露と疾病発生の関連は観察されない（推論にとどまる）	・簡単なようできちんとした研究は意外と難しい ・全国規模の研究は一人の研究者では不可能
生態学的研究	・既存の資料を利用するので，時間，経費，手間がかからない ・倫理的な問題が最も生じにくい ・環境問題のような個人の曝露評価が困難な場合でも適用可能	・観察単位が集団なので曝露と疾病発生の関連の観察において仮説形成程度のことしかできない	
横断研究	・曝露，疾病発生とも調査時点の観察なので，情報の妥当性は高い ・比較的短時間で実施可能	・曝露と疾病発生の時間的関係が明確ではない．したがって結果の解釈が難しい	・時間的に変化しない曝露では欠点の大部分が克服される（例えば遺伝的なものなど）
コホート研究	・罹患率が観察できる ・曝露情報の妥当性は高い ・曝露と疾病発生の時間的関係は比較的明確 ・稀な曝露に対しても適用可能 ・複数の疾病発生の評価が可能	・対象者の追跡率が結果に大きな影響を与える（追跡率が悪いと重大な偏り） ・疾病発生情報の妥当性は劣る ・稀な疾患には適用が難しい ・時間，経費，労力が必要	・回顧的コホート研究ではいくつかの欠点（例えば時間がかかる）は克服できる
症例対照研究	・疾病発生情報の妥当性は高い ・稀な疾患に対しても適用可能 ・複数の曝露の評価が可能 ・時間，経費，労力が比較的少なくて可 ・潜伏期間が長い疾患にも適用が比較的容易	・罹患率の観察は不可能．したがって寄与危険も計算不能 ・曝露情報の妥当性は劣る ・曝露と疾病発生の時間的関係について誤った判断をすることがある ・稀な曝露には適用が難しい ・対照の選択に偏りを生じさせない工夫・努力が必要	・相対危険（オッズ比）から寄与危険割合を計算することはできる
介入研究	・曝露と疾病発生の関連を明確にするためには最も優れた疫学研究方法 ・無作為割付けによって未知の交絡因子の制御が可能	・予防的な曝露にしか適用できない ・倫理的な配慮が特に必要 ・その他，コホート研究の欠点をそのまま抱えている	

〔中村好一，2002[5]〕〔pp79-80〕

意味するのではなく，「研究目的での新規の介入を行わない」意味として用いる）へのランダム割付け・マスク化の手続き，主たるアウトカムに基づくサンプルサイズの算出による適切な人数の設定などをおさえておく必要がある．

さらに，ランダム化比較試験のように非介入群を設定した研究を行う場合には，「介入による利益を享受できない」不利益を避ける配慮を要する．このひとつに，後で述べるクロスオーバーデザインの試験があり，「介入による利益を享受できない」不利益を避ける方法としても知られている．場合によっては，介入から非介入に移行した群に介入の影響が残る（持ち越し効果）のではないかという見方もあり，効果が持続する介入の場合には用いにくい．

また，非介入の群に遅れて（研究とは別に）介入を実施することもあり，この場合は非介入群の不利益を回避するためのサービスとして行われる意味合いが強い．臨床の場面における新しい介入に対して，非介入群では従来の治療を実施するなどにより，不利益を回避する．

4 クロスオーバー試験

介入群と非介入群を同時に設定する介入研究が多いなかで，一人の被検者が介入と非介入の両方を担うデザインであり，個人差の問題が生じない

デザインである（図2-7）．介入への慣れや持ち越し効果を防ぐために，介入から行うか・非介入から行うかをランダムに決めて行う．したがって，転帰が可逆性のものである必要があり，効果が持続するような場合には不適なデザインである．しかし，同一被検者への介入との比較であるため，個人差が生じず，検出力が高いといわれている．

通常，クロスオーバー・ランダム化比較試験は，被検者に対しそれぞれに介入と非介入を行うことから，「N of 1試験」とよばれる．

5 クラスターランダム化比較試験

介入研究の割付けは個人とは限らない．施設や地域をランダムに割付ける方法が，クラスターランダム化比較試験である．これは，環境への介入（物理的環境やサービス，制度など）の場合は，施設や地域単位で割付けることによる効果を測定することもあれば，個人に対する介入であっても被検者同士の交流で介入効果が薄くなる可能性がある場合にも用いられる．しかし，施設や地域の特性が出やすいため，多くの割付け集団（施設・地域）を確保する必要がある．

研究デザインを検討する際には，疫学研究（観察研究と介入研究）のデザインに応じた利点と欠点がある．表2-2を参照されたい．

文 献

1) Straus SE, et al.：Evidence-based Medicine：How to practice and teach it 4th ed. Elsevier, 2011.
2) Hoffman T, et al.：Evidence-based Practice Across the health professions 2nd ed. Elsevier, 2013.
3) Guyatt G：Evidence-based medicine. *ACP Journal Club*, **114**：A-16, 1991.
4) 日本疫学会（監修）：はじめて学ぶやさしい疫学 疫学への招待 第2版．南江堂，2010．
5) 中村好一：基礎から学ぶ楽しい疫学．医学書院，2002．
6) Hulley SB, et al.（原著）/木原雅子・木原正博（訳）：医学的研究のデザイン 第4版．メディカル・サイエンス・インターナショナル，2014．
7) Liamputtong P（原著）/木原雅子・木原正博（訳）：現代の医学的研究方法 質的・量的方法，ミクスドメソッド，EBP．メディカル・サイエンス・インターナショナル，2012．
8) 川村 孝：臨床研究の教科書 研究デザインとデータ処理のポイント．医学書院，2016．
9) 福原俊一：臨床研究の道標 7つのステップで学ぶ研究デザイン．認定NPO法人健康医療評価研究機構，2013．

Ⅱ. 調査票の設計

竹田徳則

量的研究のなかでも観察研究に分類される横断研究やコホート研究では，調査票（質問紙）を用いて調査を行うことが多い．

調査票を用いた調査の目的は，ある事象についてその実態を把握したり変化を確認したりすることによって，改善策や解決策の手がかりを得ることといえる．例えば，健康に関連する健康行動や心理社会面，高次生活機能などの実態や意識を一時点で把握したり，原因と結果を明らかにしたりするには，同一対象者を対象にして複数時点で調査を実施する．

卒業研究に限らず臨床研究においても，調査票を用いた横断研究の報告をよく目にする．このため学生や作業療法士は，調査は結構簡単にできると思いがちである．しかし，決してそうではない．例えば，自記式調査票[*1]を用いる場合には，設問を分かりやすく，回答もしやすい工夫をした質問で構成しないと回答欠損が多く，また回収率は低くなってしまう．調査する者（側）本意の考えのみではなく，回答する者（側）の折角の協力が無益とならないようにする配慮が必須である．

したがって，調査に費やす両者の時間と労力や費用を無駄にしないためには，調査票の設計とその後に予備調査（プリテスト）を実施して，修正を重ねるといった入念な準備が欠かせない．ここでは，調査票の設計と留意点，調査方法の基本について述べる．

1 調査票の表紙（調査協力説明）

図2-8に，後述の集合調査で用いた説明文を兼ねた調査票の表紙を示した．集合調査の場合には，調査の説明文として配布，説明後に調査票を配布・回収する場合もある．

調査説明の内容には，調査表題，調査目的，調査結果の使用や公開の仕方，個人情報保護，調査への協力依頼，調査責任者名と連絡先を記載する．なお，郵送調査の場合には，返送期日，個別訪問面接調査では調査員名を明記しておく．

2 調査票の設計

調査票の設計では，設問の分かりやすさと回答のしやすさに配慮する．

a. 基本属性（フェイスシート）

基本属性は，データ集計や設問項目を分析する際に必要となる．

性別や年齢，必要に応じて既往歴や職業と学歴，婚姻の有無，同居家族などを，調査目的に応じて加える．その場合，個人の情報に関する内容であることから必要最小限の構成とする．基本属性に関する設問とその回答の型について善し悪しを図2-9に例として示す．

b. 設問の留意点

調査対象者が最後まで回答を続けようという気持ちを保つためには，設問内容が明確であり，それに対する回答の型や選択肢と選択数を明記しておくことが肝要である．また，簡単に回答できる差し障りのない設問を最初に配置したり，重要な設問を中頃に位置づけ，相互に関連のある設問はまとめて配置したりする．

[*1] **自記（自計）式調査票**：調査対象者自身が記入する
他記（他計）式調査票：調査をする者が設問を読み上げ回答を聞きとり記入する

```
いこいのサロン健康調査
「いこいのサロン」参加者・協力者の方へ調査ご協力のお願い
```

　〇〇町民の皆様には，楽しく，無理なく健康な生活を維持していくことに興味と関心をお持ちの方が多いと思います．

　〇〇町においては，進展する高齢化を背景として，介護を必要とする高齢者数の増加が見込まれるなか介護予防の取り組みがいっそう望まれています．その介護予防の一環として，皆様が，いきがいを持って健康に生活し，社会参加をすすめていくための「いこいのサロン」事業が行われています．

　本調査の目的は，「いこいのサロン」参加者とその協力者の方を対象として，介護予防の効果を評価するうえで必要となる資料を得ることです．そのためには，この事業に参加する前の状態と参加して以降の皆様の生活や健康状態の変化を捉えることが必要なため，今後このような調査を〇〇町と協力して継続していく予定です．

　皆様方のご協力により得られた貴重なご回答は，〇〇町の今後の介護予防事業に反映したり，厚生労働省や他の市町村に報告したりするときに使います．どのような場合においても，データは集計して用いるため，本調査にご協力いただいた皆様方個々人のお名前やご回答が，特定されることは決してありません．また，データの管理につきましては，〇〇大学の関係者が責任をもって担当します．

　ご多忙とは存じますが，本調査の趣旨をご理解いただきご協力をよろしくお願いいたします．

　本調査に対するお問い合わせは，下記までお願いいたします．

所属：〇〇大学〇〇学部
氏名：〇〇　〇〇
連絡先：〇〇〇－〇〇〇－〇〇〇〇（代表）

図2-8　質問紙調査の表紙（説明文）の例

性別
　例1.　あなたの性別をお答えください．・・・・・・（　　　　　）
　例2.　あなたの性別をお答えください．・・・・・・男性　・　女性
　例3.　あなたの性別についてあてはまる番号に〇をおつけください．
　　　　①男性　・　②女性

年齢
　例1.　あなたの年齢をお答えください．・・・・・・（　　　　　）歳
　例2.　あなたの年齢をお答えください．・・・・・・（満　　　　　）歳

職業[注]
　例1.　あなたの職業をお答えください．・・・・・・（　　　　　　　　　）
　例2.　あなたの職業であてはまる番号ひとつに〇をおつけください．
　　　　①管理的職業　②専門的・技術的職業　③事務的職業　④販売の職業
　　　　⑤サービスの職業　⑥保安の職業　⑦農林漁業の職業　⑧生産工程の職業
　　　　⑨輸送・機械運転の職業　⑩建設・採掘の職業　⑪運搬・清掃・包装などの職業
　　　　⑫専業主婦　⑬学生（浪人含む）　⑭その他の職業・無職

図2-9　基本属性に関する設問の例
〔厚生労働省職業分類表大分類による[1]．調査目的によっては中分類・小分類・細分類を参照する．⑫～⑭著者加筆．〕

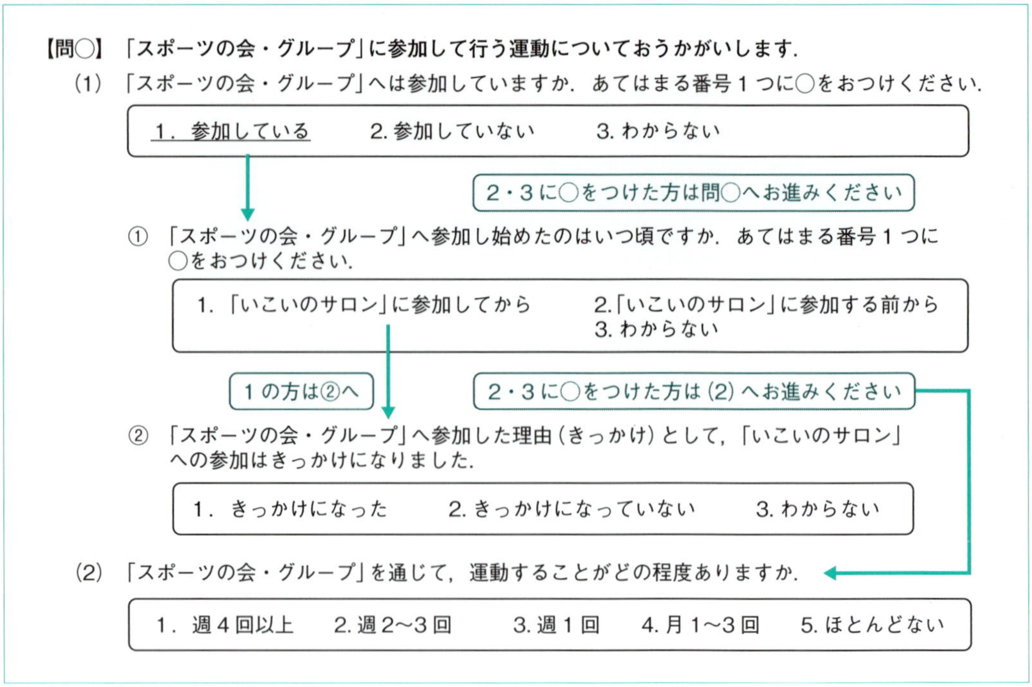

```
【問○】「スポーツの会・グループ」に参加して行う運動についておうかがいします．
　（1）「スポーツの会・グループ」へは参加していますか．あてはまる番号1つに○をおつけください．
　　　　1．参加している　　　2．参加していない　　　3．わからない

　　　　　　　　　　　　　　　　　　　　2・3に○をつけた方は問○へお進みください

　　①「スポーツの会・グループ」へ参加し始めたのはいつ頃ですか．あてはまる番号1つに
　　　○をおつけください．
　　　　1．「いこいのサロン」に参加してから　　2．「いこいのサロン」に参加する前から
　　　　3．わからない

　　　　　1の方は②へ　　　　　2・3に○をつけた方は（2）へお進みください

　　②「スポーツの会・グループ」へ参加した理由（きっかけ）として，「いこいのサロン」
　　　への参加はきっかけになりました．
　　　　1．きっかけになった　　2．きっかけになっていない　　3．わからない

　（2）「スポーツの会・グループ」を通じて，運動することがどの程度ありますか．
　　　　1．週4回以上　2．週2～3回　3．週1回　4．月1～3回　5．ほとんどない
```

図2-10　ろ過的設問の例

1) 設問の型

設問番号や設問内容を明確に示すには，図2-10に示したように【　】（隅付きカッコ）を使用したり文字を強調したりする．

回答を求める設問の型は，自由回答型設問とプリコード型設問の2つに大別される．

● 自由回答型設問

調査対象者が設問に対して，自由に文字や数字で回答する．数字で回答する場合には単位を明示しておく．文字で記入されている場合には，内容をカテゴリー化することによって回答の傾向や特徴を把握する．

● プリコード型設問

設問に対してあらかじめ番号を付与した選択肢のなかから，調査対象者が回答を選択する．この場合，選択する回答数を明示しておく．

また，自由回答型設問とプリコード型設問をあわせたプリコード付き自由回答設問を用いる場合がある．これは，調査員が他記（他計）式調査票（p42脚注参照）を用い，調査対象者に自由に回答してもらい設問に対する回答カテゴリーと一致するものを選択する．

2) ダブルバーレルを避ける

設問内容が2つ以上の要素や意味を含む設問を避ける．

```
例：あなたは現在，飲酒や喫煙をしていますか．
　　　………………………………… はい・いいえ
　　　　　　　　　　↓
　　あなたは現在，飲酒をしていますか．
　　　………………………………… はい・いいえ
　　あなたは現在，喫煙をしていますか．
　　　………………………………… はい・いいえ
```

3) 短文を原則とする

設問の文章は短文を原則とする．長文だと設問の内容理解が不十分になる．

4) 平易な言葉を使用する

調査対象者が一般の方であれば，専門用語や略語などの使用を避ける．

5) 特定の回答に誘導する設問を避ける

回答者の回答を誘導するような情報を含んだ設問文は，情報バイアスを生じやすい．

```
例：受動喫煙による肺がん患者が増えています．
　　あなたは禁煙の啓発は必要だと思いますか．
　　①とてもそう思う　②そう思う　③そう思わない　④全くそう思わない
```

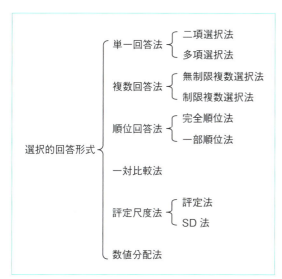

図2-11 代表的な選択回答形式の種類

6) ろ過的設問を活用する

回答者を限定した後にその回答者に聞く設問を用いる（図2-10）．これにより必要な人のデータを得ることができる．

c. 代表的な選択回答形式の種類

代表的な選択回答形式の種類は図2-11に示した通り，単一回答法，複数回答法，順位回答法，一対比較法，評定尺度法，数値分配法の6つに大別される．

1) 単一回答法

●二項選択法

回答選択肢が2つの相反するカテゴリーからなる．例えば，「はい」・「いいえ」や「そう思う」・「そう思わない」の一方を選択させる．

●多項選択法

回答選択肢が3つ以上からなる．そのうち「あてはまるものひとつを選択する」単一回答とする．

2) 複数回答法

●無制限複数選択法

回答選択肢のなかから「あてはまるものを複数選択する」が，選択するにあたり「あてはまるもののすべてを選択する」のが無制限複数選択法である（図2-12）．

●制限複数選択法

例えば「あてはまるもの3つに○をおつけください」が制限複数選択法である．制限複数選択法の選択数は，選択肢提示数の3割程度を目途とする[2]．仮に選択提示数が10だとすれば3～4つの選択数とする．

3) 順位回答法

●完全順位法

提示されたすべての選択肢に順位付けさせる．

●一部順位法

提示された選択肢に対して指定された上位のあてはまる個数について順位付けさせる．

例えば，「あなたが仕事で使用する鞄を購入する場合，優先する要因は何ですか．以下の要因のなかから，重要と思われる順位を（　）内にすべて記入してください」は完全順位法であり，「あなたが仕事で使用する鞄を購入する場合，優先する要因は何ですか．以下の要因のなかから，重要と思われる上位3つの順位を（　）内に記入してください」は一部順位法である．

| （　）デザイン | （　）色 | （　）柄 |
| （　）ブランド | （　）値段 | （　）素材 |

4) 一対比較法

2つの対比した選択肢からいずれか一方を選択させる．

| 例1：あなたは，次の組合せの場合，どちらに勤務を希望しますか． |
| 急性期部門か回復期部門の場合‥‥‥‥（　　　） |
| 急性期部門か訪問部門の場合‥‥‥‥‥（　　　） |
| 回復期部門か訪問部門の場合‥‥‥‥‥（　　　） |

| 例2：次の2つの意見のうちあなたはどちらに賛成ですか． |
| 1. 喫煙者の禁煙は本人にのみ働きかけるべきである |
| 2. 喫煙者の禁煙は職場全体に働きかけるべきである |

5) 評定尺度法

●評定法

評定式回答として，設問内容に対する調査対象者の意見や態度と程度や認知などについて，いくつかの段階（リカート法，5段階や7段階）を設定し，そのうちあてはまる段階を選択する（図2-13）．この回答法は質問紙調査ではよく用いられる．

```
[問○] あなたが「いこいのサロン」に参加している理由であてはまる番号すべてに○をつけてください．

1. 新しい仲間ができるから        7. 健康に良い話（情報）が聞けるから    13. 友人・知人が誘ってくれるから
2. 健康に良さそうだから          8. 参加費が安いから                  14. 市町村の職員が誘ってくれるから
3. 幼稚園児や学生に会えるから    9. 介護予防のため                    15. 内容が豊富だから
4. 開催場所が近いから           10. 知人・友人と会えるから             16. お茶・おやつが楽しみだから
5. ボランティアが誘ってくれるから 11. 気楽な気持ちで参加できるから      17. 会食できるから
6. 楽しいから                   12. 自分の話を聞いてくれる人がいるから 18. その他（               ）
```

図2-12　無制限複数選択法の例

```
[問○] 「いこいのサロン」に参加する以前と比べ，参加するようになってからの変化であてはまる
      番号に○をつけてください．

 1) サロンに参加するようになってから，人との交流は
    1. 明らかに増えた   2. 多少増えた   3. どちらでもない   4. 多少減った   5. 明らかに減った

 2) サロンに参加するようになってから，健康に関する情報は
    1. 明らかに増えた   2. 多少増えた   3. どちらでもない   4. 多少減った   5. 明らかに減った

 3) サロンに参加するようになってから，将来の楽しみは
    1. 明らかに増えた   2. 多少増えた   3. どちらでもない   4. 多少減った   5. 明らかに減った
```

図2-13　評定法の一例

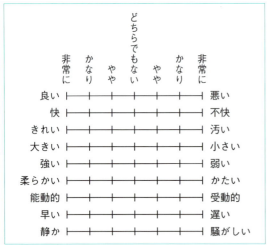

図2-14　SD法尺度の一例

```
[問○] 次のそれぞれの介護予防プログラムは，あな
      たの健康保持にとってどのくらい重要でしょう
      か．全体を100点になるようにして配点して
      ください．

  転倒予防プログラム        （    ）点
  うつ予防プログラム        （    ）点
  認知症予防プログラム      （    ）点
  閉じこもり予防プログラム  （    ）点
  口腔機能改善プログラム    （    ）点
  栄養改善プログラム        （    ）点
        合計              100   点
```

図2-15　数値分配法の例

● Semantic Differential法（SD法）

　ある事柄や刺激に対して回答者が抱く印象や感じを，「良い－悪い」などの相対する意味をもつ評価尺度（形容詞）を複数組合せ，それぞれに対する評価を5〜7段階で提示して選択させる（図2-14）．

6）数値分配法

　ある概念に対する諸特性について，その必要性や重要性を100の点数を分配させて，それぞれの比率を確認する方法である．例として図2-15に

例. あなたの職業であてはまる番号ひとつに○をおつけください．

① 管理的職業
② 専門的・技術的職業
③ 事務的職業
④ 販売の職業
⑤ サービスの職業
⑥ 保安の職業
⑦ 農林漁業の職業
⑧ 生産工程の職業
⑨ 輸送・機械運転の職業
⑩ 建設・採掘の職業
⑪ 運搬・清掃・包装等の職業
⑫ 専業主婦
⑬ 学生（浪人含む）
⑭ その他の職業・無職

図 2-16　レイアウトの工夫の例

地域住民の介護予防施策に関する質問を示した．

なお，調査対象者に対して，選択式回答形式のどの種類が回答しやすいか，逆に回答しにくいかを考慮する必要がある[3]．

3　予備調査（プリテスト）

調査票の設計を終えて推敲を重ねた時点で，調査対象と類似した対象者や第三者の協力を得て予備調査を実施する．これにより分かりにくい設問文や誤解を招くような文言の有無を把握する．予備調査は，本調査を円滑にそして確実に行うためには必須であり，調査票の完成度を高めるには複数回実施する場合がある．

4　調査票の調整

予備調査時に指摘のあった分かりにくい設問文や誤解を招くような文言の修正と削除を行う．その後，文字の大きさや書体と誤字や脱字，レイアウトの調整と確認を行う．レイアウトでは，図2-16のように，行間の幅，選択肢を枠で囲うなどして視覚的に確認しやすい工夫をする．

調査票の最終頁には，「これで設問はすべて終わりです．どうもお疲れさまでした．最後にもう一度回答の記入漏れがないか最初から確認をお願いします」と記載して，回答欠損を極力なくす協力を依頼する．

5　調査のおもな実施方法

a．個別訪問面接調査法

調査する者が調査対象者の自宅や勤務先を訪ね，口頭で設問項目を読み上げその場で回答してもらう方法である．

この方法の場合，回答漏れや誤記入が少なく回収率が高い．しかし，事前に調査協力の依頼文の送付や訪問日時を決めておくなどの調整を必要とする．また，不在時には再度訪ねるために時間と経費を要す．調査対象者の回答には調査する者の態度が影響を及ぼす．このためトレーニングを十分受けた調査者を訪問させることが大切である．

b．留め置き調査法

調査する者が調査対象者の自宅や勤務先を訪ね，調査票を渡しておき，一定期間内に記入してもらい日を改めて回収に行く方法である．

この方法の場合，調査対象者の予定に合わせることができるために回収率は高い．しかし，個別面接調査法に比べて調査対象者本人の内容理解が十分に図れない場合があり，回収時に誤った回答や回答欠損の有無を確認することが必要である．

c．郵送調査法

調査対象者に調査票を郵送し，回答後の調査票を返送してもらう方法である．

この方法の場合，回答者自身が読んで回答するため分かりやすく，回答しやすい調査票が求められる．個別訪問面接調査法や留め置き調査法に比

べて，経費が削減でき，広範囲にわたって調査できる．しかし，回答者は回答時に内容の確認を直接できないこともあり，誤った回答や回答の欠損が多く，回収率は低くなりがちである．

d. 集合調査法

調査対象者を特定の場所に集め，調査票を配布し回答後に回収する方法である．

この方法の場合，効率的に調査票を配布し回収できる．学校や会社で実施する場合には参加率と回収率の高さは期待できる．また，回答者は分からない点や不明な点について質問や確認ができたり，調査する者は補足説明が可能である．このため，誤った回答や未記入を少なくできる．

しかし，自発的に調査に参加してもらう方法の場合，参加者が少なかったり，結果に対する自己選択バイアスの影響を否定できない．

e. 電話調査法

調査する者が調査対象者に電話をかけ，口頭で設問を読み上げて回答してもらい，それを記載する方法である．

この方法の場合，個別訪問面接調査法や留め置き調査法に比べて，経費が削減でき，広範囲にわたって調査できる．しかし長時間の調査は難しいため，設問数を少なくし，簡略な内容にせざるをえない．また，難聴者では回答に時間を要したり，協力を得られない可能性がある．固定電話の場合，調査対象者が不在の場合には，何度かかけなおす必要が生じる．

f. その他

E-mailやインターネットなどを用いた方法や街頭・来場者調査法もある．

6 調査回収率

調査票を用いた調査の実施は，量的研究の一環で行うため回収率は高く回収数も多いに越したことはない．一般的に個人が研究代表で行う調査は回収率が低く，一方，国や市町村が主体で行う調査は回収率が高い傾向にある．

例えば，内閣府が，平成28年7月に実施した「国民生活に関する世論調査」の報告書によると，母集団は全国18歳以上の男女10,000人を層化二段無作為抽出法で抽出し，調査員による個別訪問面接調査法による結果では，有効回収数6,281人で回収率62.8％と報告されている[4]．

また，同府が，平成26年12月に実施した「平成26年度 高齢者の日常生活に関する意識調査結果」の報告書では，母集団は全国の60歳以上の男女6,000人を層化二段無作為抽出法で抽出し，郵送調査法による結果では，有効回収数3,893人で回収率64.9％であった[5]．

回収数と回収率の多寡について考えてみよう．例えば，調査対象者の選定は母集団から無作為抽出と仮定した標本調査として，対象者は地域在住の要介護認定を受けていない自立した生活を送っている65歳以上高齢者1万人，回答者1,000人（回収率10％）のデータがあったとする．その分析結果として，抑うつの割合が，1,000人中100人（10％）であった．この場合，回収率10％の結果を未回答の9,000人を含めて，要介護認定を受けていない地域在住高齢者の10％は，抑うつであると一般化するには慎重でなければならない．

なぜなら，回収率が5～6割を下回るとバイアスが生じるといわれているからである[6,7]．例えば，未回答の9,000人のなかには抑うつ状態で回答しようという気力がなかった人が多く含まれていた可能性は否定できない．望ましい調査は悉皆(しっかい)調査で，さらに回収率が高いことである．しかし，母集団が大きくなるほど悉皆(しっかい)調査の実施は困難となり標本調査が多くなる．いずれにしても，調査実施には時間と費用を要し，調査する側も回答する側もともに労力を割くことになる．そのうえで無駄を生じないためには，適正な標本抽出と回収率を高める工夫を重ねることがとても大切である．

7 調査回収率を高める工夫

調査票を用いた調査の回収率を高める工夫とし

ては，①調査協力依頼文に目的を明確に記載する，②調査対象者には事前に調査の実施を広報・周知する，③郵送調査の場合には切手貼付の返信用封筒を同封したり，未返送者を確認できるリストを参照して，はがきや電話で返送を依頼する（リマインド），④デザインとレイアウトがシンプルな調査票にする，⑤調査協力には謝礼を準備する（予算確保に努める），⑥調査結果を知らせたり公開するなどに努めることなどが肝心である．

文　献

1) 厚生労働省：職業分類表．2014．(http://kanagawa-roudoukyoku.jsite.mhlw.go.jp/var/rev0/0112/9664/06bunruihyou.pdf)〔2017年9月21日確認〕
2) 酒井　隆：アンケート調査の進め方．日本経済新聞社，2001．
3) 古谷野亘・長田久雄：実証研究の手引き　調査と実験の進め方・まとめ方．ワールドプランニング，pp61-74，1992．
4) 内閣府：国民生活に関する世論調査報告書．2016．(http://survey.gov-online.go.jp/h28/h28-life/index.html)〔2017年9月21日確認〕
5) 内閣府：平成26年度 高齢者の日常生活に関する意識調査結果（全体版）．(http://www8.cao.go.jp/kourei/ishiki/h26/sougou/zentai/pdf/s1.pdf)〔2017年9月21日確認〕
6) 飽戸　弘：社会調査ハンドブック．日本経済新聞社，1987．
7) 谷岡一郎：「社会調査」のウソ　リサーチ・リテラシーのすすめ．文藝春秋，2000．

Ⅲ. 質的研究

大浦智子

　量的研究手法と質的研究手法では，「何を明らかにするか」という研究疑問の種類が異なる．量的研究手法は数値の高低を比較するなど「量的に示す」研究疑問に対する手法である．一方，質的研究手法はある事象に対する行動や心理の変化など「相互作用とプロセスを明らかにする」研究疑問に対する手法である．質的研究では，人々にとっての事象に関する意味の生成やその維持に関わる複雑で微妙なプロセスを研究対象とし，現象学や心理学などのさまざまな理論的視点と技法を用いる[1]．

　作業療法では，対象者の作業遂行に焦点をあてたアプローチを行う．対象者は感情をもちあわせる存在であり，この場合には数値では示すことに限界があり，相互作用や，過去から現在に至る文脈に基づく分析が必要となる．しかし，残念ながら，自然科学領域の研究や臨床研究，疫学研究などで用いられるような量的研究手法と比べて，質的研究手法は「非科学的」で「一般可能性が乏しい」「分かりにくい」とみなされる傾向があり，作業療法領域においてもこのような誤解が生じていたことは否めない．日本の作業療法領域では1990年代の終わり頃になってようやく注目されるようになった[2]．医学研究においては，イギリスの総合医学雑誌British Medical Journalの連載をもとに，1996年に"Qualitative research in health care"（ヘルスケアにおける質的研究）の初版が刊行されてから版を重ね[3]，日本においてもその翻訳版[4]が発刊されており，医学研究における質的研究手法の位置づけを確認することができる．

　Evidence-based Practice（根拠に基づく実践；EBP）は，「常に研究を基盤としたエビデンスを優先する」と誤解されることがある．しかし，本来の意味は，「最善の根拠，臨床経験，患者の価値観，患者個々の臨床状態とおかれている環境を統合すること」とされている[5]．言い換えると，量的研究によって「最善の根拠（エビデンス）」が構築されようとも，最終的な臨床意思決定はエビデンスのみで行われるものではなく，さまざまな要素を組合せたうえで個々の臨床像にあわせて治療に向けた意思決定が行われるべきだといえる．

　そうすると，「どのようにして治療方針を決めているのだろうか」といった疑問が生じるかもしれない．例えば，「作業療法目標とプログラムを決めるプロセスにおいて，作業療法士がどうやって情報を集約して意思決定をしているのか？」「対象者の価値観が，どのように作業療法目標の決定に影響するのだろうか？」「対象者の障害や生活の捉え方は，作業療法の経過のなかでどのように変わるのだろうか？また，それはなぜだろうか？」などの疑問は，質的研究手法を用いて明らかにすることができる研究テーマであろう．これらの疑問に対する研究が進むことで，臨床実践が円滑に進めやすくなる．このように，作業療法士が質的研究手法を用いて明らかにできる事象は多岐にわたり，臨床実践に有益な研究を展開できる可能性が大いにあるだろう．

　本章では，質的研究手法を用いた研究計画（目的と方法），なかでも目的に応じた対象の選択や分析方法，分析を視野に入れたデータ収集の方法などを中心に解説する．ただし，質的研究手法のそれぞれの理論背景や方法論については概要のみを示し，詳細な方法論については各専門書に委ねることとする．また，続くⅣ「混合法」（p55～56）では量的研究手法と質的研究手法を合体させた研究手法として近年注目されている混合法（mixed methods approach）について概略を紹介する．

1 質的研究の目的と方法

　質的研究と量的研究は補完しあうもの[4]であり，医療・保健・福祉領域において，質的研究を用いる目的はさまざまである．起こっている現象そのものを明らかにするための質的研究のみならず，量的な調査を行う前もしくは後に質的研究で現象を解き明かすために行われることもある．いずれの場合も，何らかの問題を解決するために，人や制度，社会システムで起こっている複雑な現象を解き明かすために用いられる．言い換えれば，数値で測定できる事象や白・黒で判断できる事柄については，質的研究ではなく量的研究の手法で明らかにすることが望ましい．したがって，自身が質的研究を行おうと考える場合には「質的研究でのみ，明らかにすることができることか？」を自問しながら，研究計画を立案する必要がある．

　質的研究で明らかにするテーマが決まると，その目的に応じた方法を選択する．質的研究における方法もまた，目的に応じて種々存在する．例えば，インタビューといっても，個別にデータを収集する方法の他に，複数名（4〜6名程度）のグループを対象に行うフォーカス・グループ・インタビュー（focus group interview）がある．さらに，インタビューの進め方についても，深い面接（in-depth interview），半構造化面接（semi-structured interview）などの手法を選択することとなる．また，インタビューを用いた方法だけでなく，調査票の自由記載や文書を対象としたテキスト分析，会話を対象とした会話分析，などがある．研究目的に応じた対象・方法を選択しないと，「明らかにしたいことが，明らかにできない」という状況に陥る危険があるため，目的をふまえて慎重に方法を選択する必要があることに注意しなければいけない．本書では，保健・医療・福祉領域でよく使用されるインタビューを用いた方法を中心に進める．

2 対象の選択方法とサンプルサイズ

　量的研究と同様に，質的研究においても対象者の選択（サンプリング）は，その結果に大きな影響を及ぼす．量的研究の多くがランダムサンプリングなどをはじめとする実験的な方法を目指すことが多いのに対し，質的研究では目的に応じていくつかのサンプリングが存在する．

　質的研究のサンプリングの目的は，量的研究のサンプリングの目的とは異なる．量的研究のサンプリングの目的は，統計学的に代表的なサンプルから，その結果を母集団に一般化できるようにすることであるが，質的研究では結果を母集団に統計学的に一般化できるようにするものではない．また，これは人々の経験やプロセスとの分布を一般化することでもなく，その経験の性質や内的プロセスを一般化することにある[6]．

　量的研究はサンプルサイズの計算を行うことで基準となるサンプルサイズを算出できるが，質的研究ではサンプルサイズの目安も質的である．すなわち，質的研究におけるサンプルサイズは「明らかにしたい事象を明らかにすることができる」だけの人数を集めることとなる．このように，質的研究におけるサンプルサイズは計算で明確に算出することはできないが，研究の目的を満たす対象者を選択し，目的に応じたサンプリングによって十分なデータを得るということが重要となる．例えば，グランデッドセオリーの一部をなす方法である理論的サンプリングでは，サンプルサイズの決定（データ収集の終了）をもたらす重要な基準として「理論的飽和」をあげている[6]．

3 データの種類

　データの種類として，観察，インタビュー，文書，映像などがあげられる．質的研究というと，インタビューを思い浮かべることが多いかもしれないが，質問紙調査に含まれる自由記載の内容を質的に分析することも可能である．また，質的研究の目的や用いる理論によって，観察やビデオ映

像を分析対象データとして用いることもある．しかし，保健医療分野においてはインタビューを用いた質的研究を多く目にすることから，以下はインタビューを用いた質的研究を主として説明する．

a. サンプリング法

冒頭で述べたように，質的研究では目的に応じたサンプリング方法を用いる．代表的な考え方として，合目的的サンプリング，理論的サンプリング，簡易サンプリングがあげられる．

合目的的サンプリングでは，研究テーマの意味や解釈，プロセスなどを検討するために必要な情報を多く有している事例を抽出する．一方，理論的サンプリングは，理論を産出するために行うデータ収集のプロセスであり，すでに検討した事例の分析から得られた理論に基づいて，新たな事例を抽出していく．また，簡易サンプリングとは，手軽に得られる事例の選択といえ，他のサンプリング方法のように目的に応じた事例の抽出とは異なる．この方法は，さまざまな制約のある質的研究のなかで，手軽で手っ取り早く事例にアクセスすることができることから一般的に行われている方法ではある．しかし，サンプルを明確に定義できないなどの理由から，望ましくないといわれている．

サンプリングの方法には上記の他，雪だるま式サンプリング，基準サンプリング，典型事例サンプリング，例外事例サンプリングなど，さまざまなものが存在する．研究の目的に応じて，それぞれの特性を活かしたサンプリング方法を選択することが肝要である．

b. インタビュー

インタビューの種類には，大別して個人インタビュー（深いインタビュー，半構造化インタビューなど）と，グループでのインタビュー（フォーカス・グループ・インタビュー）がある．研究テーマによって，個人インタビューのほうが望ましい場合と，フォーカス・グループ・インタビューのほうが望ましい場合がある．例えば，人に知られたくない病気に関することや文化的に表出しにくい性に関することなどのように，他の人の前では話しにくいテーマなどの場合は，個人インタビューのほうが多くのデータを引き出すことができるかもしれない．一方で，テーマによってはフォーカス・グループ・インタビューを用いることで，1対1のインタビューでは出てこないような語りがグループダイナミクスを通じて引き出されることがあるかもしれない．

また，個人インタビューの深いインタビューとは，インタビュアー（インタビューを行う人）が質問項目を問うような構造化インタビューとは異なり，目的とする研究テーマに関するインタビューを行い，インタビュイー（インタビューを受ける人）の語る内容から掘り下げて深くインタビューを行う．一方，半構造化インタビューは，インタビュアーがあらかじめ用意したインタビューガイドに基づいてインタビュイーにインタビューを行うが，そのなかで研究テーマにおいて掘り下げるべきテーマについて掘り下げていく．このことから，構造化インタビューと深いインタビューの間に位置すると考えてもよい．いずれの方法においても，インタビュアーの先入観や主観がバイアスとなることを避けるために，インタビュアーは自身の考えが無意識にインタビューの際に誘導的とならないように十分な配慮とトレーニングを準備することが求められる．

インタビューを行うにあたって，場所や時間などの設定は重要な要素となる．例えば，仕事の満足度に関わる要因に関するインタビューを行うときに，インタビュイーの勤務先では十分な本音を引き出すことは難しいだろう．また，入院中の患者にリハビリテーションを進めていくうえでの障壁を明らかにしようとするならば，入院先の病院でインタビューを行わざるをえないであろうが，プライバシーが確保される環境を整える必要がある．

4 分析の方法

質的研究の分析では，「どのようなことが起こっているか」を記述し解釈するために，類型（カ

テゴリー)化による分析を行う．分析方法として，分析者がまっさらな状態でデータからカテゴリーを導き出す「帰納的分析」と，あらかじめ用意した推論をもとに行う「演繹的分析」に分けることができる．実際には，分析を進めるなかで両者の行き来がある．

具体的な分析方法として，主題（テーマ）分析，グラウンデッドセオリー，内容分析，フレームワーク・アプローチなどがある．これらのなかでも，保健医療分野の質的研究の分析方法としてグラウンデッドセオリーを目にする機会が多いが，グラウンデッドセオリーに特徴的な方法として継続的比較（内容分析を繰り返し行う手法のことで，各類型をすべてのデータに適用し，全例について新たな類型が認められないことを確かめる[7]）があげられる．詳細については，各専門書を参照されたい．

5 質的研究の妥当性

質的研究は多様であり，一概に「良い」研究や「良くない」研究に分けることが難しい．しかし，妥当性を高めるために，トライアンギュレーション，内省性，メンバーチェッキングなどさまざまな方法が提案されている．これらは質的研究を行う側にも，読む側にも役立てることができる．本書ではトライアンギュレーションと内省性について触れる．

a. トライアンギュレーション

トライアンギュレーションとは，妥当性を担保するための手法のひとつである．また，単に妥当性を評価するのに役立つだけでなく，調査をより包括的にし，内省的（分析の進め方に問題がないか注意を払い，自己点検しながら分析を進めること）に検討するための手段になりうるといわれる[8]．トライアンギュレーションの例として，さまざまな方法，研究者，調査群，空間的・時間的セッティングあるいは異なった理論的・方法論的立場の研究者を組合せることがあげられる[9]．

b. 内省性

帰納的分析であっても，あらかじめ立てた仮説や過去の経験などが影響してくる可能性があるため，研究プロセスにおいて研究者は収集したデータを具体的な形にする作業の進め方に問題がないか繊細な注意を払うことが求められる[8]．これを，内省性という．

例えば，作業療法士が入院患者の在宅復帰に至る心理プロセスを明らかにしようと質的研究を用いて帰納的分析を行うことを意図するにもかかわらず，無意識のうちに作業療法に関連する理論やモデルの概念を用いて演繹的分析となることもありうる．分析者である作業療法士は，自身の経験や特性を客観的にみつめ，分析にあたることが求められるだろう．

分析者は自分自身の個人的あるいは知識面での偏見について率直に開示することや，個人的特徴がデータ収集に及ぼす影響や，調査者と被調査者との「距離」について考慮することによって，分析結果の信頼度を高めることにつなげることができる[8]．

文 献

1) Rice PL, Ezzy D（原著）/木原雅子・木原正博（監訳）：ヘルスリサーチのための質的研究方法 その理論と方法．三煌社，pp9-27，2007．
2) 宮前珠子・藤原瑞穂：アメリカではどのように質的研究が取り入れられているか？ AJOTにおける質的研究の現状．作業療法，20(6)：533-539，2001．
3) Pope C, Mays N：Qualitative Research in Health Care 3rd ed. Blackwell Publishing, 2006.
4) Pope C, Mays N（原著）/大滝純司（監訳）：質的研究実践ガイド 保健医療サービス向上のために 第2版．医学書院，2008．
5) Straus SE, et al.：Evidence-Based Medicine：How to Practice and Teach It 4th Edition. Elsevier, 2011.
6) Rice PL, Ezzy D（原著）/木原雅子・木原正博（監訳）：ヘルスリサーチのための質的研究方法 その理論と方法．三煌社，pp29-50，2007．
7) Pope C, Mays N（原著）/大滝純司（監訳）：質的研究実践ガイド 保健医療サービス向上のために 第2版．医学書院，pp64-80，2008．
8) Pope C, Mays N（原著）/大滝純司（監訳）：質的研究実践ガイド 保健医療サービス向上のために 第2版．医学書院，pp81-95，2008．
9) Uwe Flick（原著）/小田博志（監訳）：新版 質的研究

入門 〈人間の科学〉のための方法論. 春秋社, pp487-502, 2015.

第2部 研究の種類とデザイン

IV. 混合法 (mixed methods approach)

大浦智子

1 混合型の研究とは何か

保健医療の領域において，解決すべき課題は複雑であり，量的研究や質的研究が単独で解決できる課題とは限らない．作業療法実践においても同様，もしくはそれ以上のことがいえる．混合型の研究のなかには，単一研究での複数の質的手法の組合せや，異なる量的手法の組合せによるものもあるが，ここでは量的研究と質的研究をMix（混合）する「混合型の研究」（ミックス法とよばれることもある）について概要を述べる（図2-17）．混合型の研究は，近年注目されている研究手法で

もある．
いくら目的に応じて異なる手法を組合せた研究を行ったとしても，不十分な研究同士を混合した場合には不十分な混合型の研究にしかならない．この点を留意して，安易に混合することのないよう，それぞれ目的とする研究課題のテーマに合わせて，質的手法と量的手法をあわせることが望ましい．

2 混合型の研究の種類と適応

研究の手法を「混合する」目的はさまざまであ

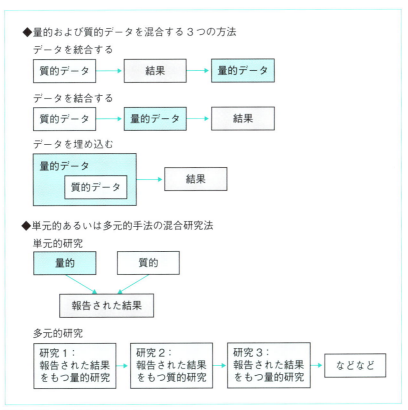

図2-17 混合型の研究方法

〔大谷順子（訳），2010[3]〔p8〕〕

り，同時に行う場合もあれば，一方を補完する場合もある．または，それぞれ独立したプロセスで行われることもある．研究の大きな枠組みのなかで，「何を明らかにするためにこの手法を用いるか」を整理し明確にすることで，質的手法と量的手法を効果的に混合することになる．

混合型の研究を計画する際に，どのように手法を組合せるかという戦略を選択するには，データ収集の順番，量的データ収集/分析と質的データ収集/分析の間の優先度，研究プロジェクトのなかで量的データと質的データの結果を結合させる時期，研究全体のデザインにおいて理論に基づく視点を用いるか否か，などの要素がある[1]．

一方，保健医療評価における混合型の研究手法として，以下の分類がある[2]．

① ランダム化比較試験を含む実験的なデザインで行われる研究と併行して，現場でその介入の効果を観察や面接などの質的手法を用いて検討する方法．
② 量的研究で測定する「総括的」評価（介入がうまく行えているかどうか）に先行あるいは併行する「形成的」評価（各現場で健康サービスの提供者による介入の開発）として質的なアクションリサーチ手法を用いる方法．
③ 介入ではなく，試験的に行う活動そのもののデザインや運営の改善のために質的研究を用いる方法．
④ 介入の効果を理解し，研究の早い時期に介入方法を改善するために質的研究を用いる方法．

3 混合型の研究法を用いる研究の例

a. 質的研究→量的研究の順で行う例

質的研究により仮説を生成したり，調査で用いる調査票の設問項目や用語を見つける場合が考えられる．例えば，作業療法に関する研究において，実態を明らかにするための横断調査として調査票を用いることがある．この場合には既存の設問項目や尺度を用いる以外に，その領域に関して先行する知見が見当たらない際には，独自で考案する．それに先行してインタビューなどの質的研究を行うことで，必要十分な設問項目を準備することができる．

b. 量的研究→質的研究の順で行う例

量的研究→質的研究の順で行う組合せの例として，量的研究（調査）後に行うインタビュー研究などがあげられる．量的研究で導き出された結果を解釈するために，質的手法を組合せるというものである．

文献

1) Creswell JW（原著）/操 華子・森岡 崇（訳）：研究デザイン 質的・量的・そしてミックス法．日本看護協会出版会，pp233-255，2007．
2) Pope C, Mays N（原著）/大滝純司（監訳）：質的研究実践ガイド 保健医療サービス向上のために 第2版．医学書院，pp.96-103，2008．
3) Creswell JW, Clark VL（原著）/大谷順子（訳）：人間科学のための混合研究法 質的・量的アプローチをつなぐ研究デザイン．北大路書房，2010．

V. 事例を通した研究

木村大介

　事例研究は，作業療法対象者の全体像に基づき計画的に対応すべき事項を検討するもので，臨床では欠かせない取り組みである．学生であればケースレポートを作成し発表したり，臨床ではケースカンファレンスでの報告資料として用いたりする．さらに，これまで報告されていない事例を学会で発表し，それをまとめて論文にする場合もある．このように，臨床における事例研究は幅広い．この場合に単一事例を扱う事例研究は，ケースレポート（事例報告），ケーススタディ（事例研究），シングルシステムデザインなどに分類される．

A　ケースレポートとケーススタディ

　ケースレポートとケーススタディについては，職場内外での研修的意味あいの強いケースレポート，新しい仮説を生成するケーススタディに分類する場合がある．両者をまとめて事例研究と称する場合もあるが，ケースレポートとケーススタディの違いを以下に述べる．

1　ケースレポート

　ケースレポートとは，臨床で生じる具体的事象を必要な情報とそうでない情報に分類するなどの構造化を行いながら詳細に記述し，実践的，研修的意図をもって検討と報告を行う方法である．臨床でのさまざまな事象を記載したうえで，作業療法実践の方法やその成果を検討したりする．

2　ケーススタディ

　ケーススタディとは，臨床で生じる具体的な事象に関して，それを構造化した視点で記述し，全体的もしくは焦点化して検討を行い何らかの新しい概念を抽出する研究方法である．臨床での時間経過のなかで作業療法士が観察や介入を行うことで生じた事柄を，個々の状況を対象化する視点，もしくは普遍的な共通項に集約するという理論的枠組みのなかで研究の目的を明確に意識しつつ詳細に記述する．あるいは事例の特定の側面に焦点をあて，事例がもつ重要な事実を限定して検討する方法といえる．ケーススタディでは，叙述的，質的に記述されるものが多いが，量的データに基づいた検討も含まれる．

3　研究目的

　ケースレポートとケーススタディの目的は，仮説生成（探索的研究），反証，特殊事例の3つを通じて，作業療法の概念を確立することや概念を修正することにある．それがケースレポートやケーススタディのもつ科学的価値といえる．

a．仮説生成（探索的研究）

仮説生成には，事例に対する理解を高め，作業療法の技術，介入に関する新規の提案を生み出すという機能がある．その提案をつきつめていくと仮説が生成される．事例の状況記述に終始せずに，ある場面において事例に生じる事象の関連や因果に関して何らかの理論化を行い，また，事例を通して説明を試みるものである．

b．反　証

既存の技術，介入方法，理論に対して反証をする場合には，単一事例を用いる場合がある．事例の分析と検討を積み重ねることによって，技術や介入方法と理論の修正・再構成を行うことができる．

c．特殊事例

これまで知られていない特殊事例のデータ集積は，臨床実践や教育において非常に大きな意味をもち，事例そのものの研究として有用である．

4 記録のとり方

ケースレポートやケーススタディをまとめる場合には，作業療法で蓄積した記録を活用することが多い．記録の内容は多岐にわたるが，初期評価，経過記録，最終評価，評価記録，報告書などがあげられる．ケースレポートとケーススタディでは，記録のとり方に関しては大きな違いはなく同一の枠組みの中で行われる．

a．初期評価

初期に行った観察，テストなどの情報を記録する．また，作業療法の問題点の確認，作業療法目標，作業療法計画を含むものである．

b．経過記録

事例の変化を記録する．基本的には，毎日記録する．作業療法目標や作業療法計画に変更があった場合には，それを明記する．

c．最終評価

事例の作業療法終了時の状態を初期評価と比較して記録したり，臨床的提案も明示したりすることが望ましい．

d．評価記録

特定の分野の評価に対して，その結果をまとめた記録である．

e．報告書

臨床ではサマリーと呼ばれる．事例の全体像や作業療法経過を要約した記録にあたる．

5 作成手順

ケースレポートとケーススタディは「はじめに」「事例紹介」「経過」「考察」の手順で記述される[1]．以下にケースレポートとケーススタディの手順を記載する．なお，ケーススタディの場合，個々の状況を対象化し，理論的枠組みのなかで詳細を記述する必要がある．

a．はじめに
1）事前準備

ケースレポートとケーススタディを行うに先立ち，作業療法士自身の問題意識に基づく臨床的視点を明示する．

2）研究の意義・目的

ケースレポートとケーススタディにおいて，事例の詳細な情報のみを記載するのであれば，それは研究とはならない．独自のアイデアや視点を事例を通して検証し，それを明確に伝えることが目的になる．

b．事例紹介
1）事例の選定

研究対象となる事例の選定は，研究の基盤をなす．対象には，典型的な事例，仮説を裏付ける事例（仮説生成），特殊な事例（特殊事例），仮説に当てはまらない事例（反証）など，研究目的に準拠し事例を選定する．

2) 事例の記述

ケースレポートとケーススタディをまとめるには，記録を読み返し，記録のなかから自身の仮説に沿っている事実を抽出する．この場合，自身の仮説を意識したうえで記録を読み込むことが肝心である．設定した仮説によって，取捨選択する記録は異なるため，仮説を意識していない場合には，膨大な記録のなかから必要な記録を選定することが困難になる．

c. 事例の経過

ケースレポートとケーススタディの経過では，経過中の所見などが記載される．経過では仮説を意識し，後の考察の展開に必要な事実を経過記録のなかから抽出する．経過が長い場合には経過期間をいくつかに区切ってまとめる場合もある．

d. 事例の考察

ケースレポートとケーススタディの考察では，作業療法介入経過を踏まえたうえで，研究の結論，新たに生成したモデルや仮説の提示，研究における限界を記載する．

研究の結論では，研究目的に対して，事例から得られた結論を記載する．したがって，目的と結論は対応していなければならない．また，事例を通して得られた新たな知見，モデル，仮説も提示する．最後に研究の限界と課題を記載し，今後の研究の方向性を示しておくことも必要である．

6 構成

ケースレポートとケーススタディの手順を踏まえて実際に両方で記載すべき必要事項の構成を表2-3に示した．以下にケースレポートとケーススタディの留意点を述べる．なお，ケースレポートでは事例に沿った内容を記載するが，ケーススタディでは量的および質的な結果を構造化し，事例から考え得る共通する普遍的な事実を理論的枠組みに沿って記載する．

表2-3 シングルケースレポート（事例報告）の必要事項

1. はじめに
2. 事例紹介
   1) 個人的情報
   2) 医学的情報
   3) 社会的情報
   4) 作業療法評価
   5) 問題点の焦点化
3. 作業療法内容
   1) 作業療法目標
   2) 作業療法プログラム
   3) 経過
   4) 作業療法評価（最終）
   5) 作業療法目標に対する到達度
4. 考察
5. まとめ
6. 文献

a. はじめに

「はじめに」では，このケースを取り上げた理由，特殊な事例の場合には，必要な事前情報，内容の要旨を示す．

b. 事例紹介

1) 個人的，医学的，社会的情報

個人的情報では，介護者の有無や対象者が持つ興味，価値，ニーズなどを記載する．医学的情報では，現病歴や他部門情報に加え，リスク管理上，作業療法実施上で必要な情報を記載する．社会的情報では，病前の社会参加の状態や生活歴などを記載する．

2) 作業療法評価

作業療法評価では，各種実施した評価結果を記載する．身体機能評価，精神機能評価（高次脳機能評価を含む），日常生活活動（ADL）などの評価が含まれる．図表を用いて分かりやすく簡潔に記載する．

3) 問題点の焦点化

ICFに準じて分類し，現在事例が抱えている問題の要因となる評価項目の結果を関連付け，優先順位をつけながら問題点を焦点化し，問題点を抽出する．

c. 作業療法内容
1) 作業療法目標
作業療法目標は，短期的な目標，長期的な目標に分類し記載する．事例によっては中期的目標を設定したり，リハビリテーションに関与するチーム全体の目標を記載することもある．

2) 作業療法プログラムと経過
目標を到達するための作業療法プログラムを記載する．また，作業療法プログラムの実施状況などプログラム実施経過を記載する．

3) 作業療法評価（最終）
作業療法初期評価と対応するように（変化がわかるように）プログラム実施後の評価結果を記載する．

4) 作業療法目標に対する到達度
作業療法目標に対しての到達度を量的，質的の両側面から変化を記載し，もし，目標を達成するにあたり条件がある場合は，それらを留意点として記載する．

d. 考 察
考察は，問題点の抽出，事例の把握などが妥当であったか，目標やプログラム内容は妥当であったか，最終的な評価結果は妥当であったかなどの視点から内容を厳選する．なお，ケーススタディでは，理論的枠組みの中で普遍的に言い得る事実を考察するが，ケースレポートではその事例自身への還元を考察する点が両者の違いである．考察に記載する内容は，基本的には作業療法評価結果と文献などを参考にして記載するのが原則である．

e. まとめ
「はじめに」で示したケースを取り上げた理由や目的，ケースの特徴と作業療法目標，実践したプログラム内容，それによって変化した結果に基づき結論を端的に記載する．

f. 文 献
文献記載の方法については，p30で説明したバンクーバー方式に準じて記載する．文献欄には，ケースレポート作成において重要であった文献を厳選して数編列挙する．なお，学術誌への投稿の場合には，文献の記載方法が投稿規定に記載されているので参照し対応する．

B ケースシリーズデザイン

ケースレポートとケーススタディでは，単一事例を対象としていた．ケースシリーズデザインは，ある疾患をもつ患者群のみを対象として疾患の特徴を研究するもので，ケースレポートやケーススタディと同様に対照との比較はしない．例えば，非常に稀な病気の症例やある治療法がよく効いた複数の症例を報告しているものがある．

ケースシリーズデザインの利点は，稀な疾患の場合などに治療と効果や有害事象との相関関係の仮説を示唆できることがあげられる．欠点は，対照群をもたないため，厳密さに欠けていること，既存の治療法と比較したうえでの治療の有効性を比較できない点である．

ケースシリーズデザインを用いた具体的な研究には次のようなものがある．

> 脳卒中後上肢麻痺を呈する患者にエビデンスが確証されているA型ボツリヌス製剤（BTX-A）施注後に，ロボット療法とmodified Constraint induced movement therapy（CI療法）を3名の患者に実施した．上肢機能の評価はFugl-Meyer Assessment（FMA）とMotor Activity Log（MAL）のAmount of Use（AOU）とQuality of Movement（QOM）を用いた．3名ともに訓練を完遂し，FMAおよびMALのAOU，QOMともに臨床上意味のある改善を示した．脳卒中後上肢麻痺に対するBTX-A施注後のロボット療法とmodified CI療法の多角的な治療は，慢性期重度片麻痺の患者の上肢機能を改善できることが示唆された．
>
> 〔竹林　崇・他，2014[3]〕

この研究では，対象が重度の麻痺患者3名となっており，単一事例の報告ではない．同じ重度の麻痺という患者群の治療後の成績を追跡したもので，対照群との比較もしていない．このような研究デザインを用いた研究をケースシリーズデザインという．

C シングルシステムデザイン

ケースレポートやケーススタディでは，含まれる情報が定性的で叙述的な場合もあり，観察された治療効果が単なる偶然もたらされた結果ではないかと指摘されることがある．これは，ケースレポートやケーススタディでは，治療効果に影響を与えるさまざまなバイアスが考えられるためである．これに対して，客観性や根拠を補うためには，多くの症例を対象にした統計学的な方法を用いて比較する(多標本実験計画法)ことが望ましいが，次のような問題点が考えられる．

第一に，症例を治療介入する介入群と，治療介入しない対照群の2群に分類して群間比較を行う場合，対照群に割付けられた症例は，必要な治療介入や効果が期待できる治療を一定期間受ける機会を失ってしまうという倫理的な問題が生じる．第二に，臨床場面では，全く同一の事例が存在することは稀であることから，事例を集積することの困難さがあげられる．これらを解決する手段としてシングルシステムデザインが用いられる．

1 シングルシステムデザインの特徴

システムデザインと多標本実験計画法との違いを以下に示す．多標本実験計画法では，推計統計学の解析に耐え得る事例数が必要となるが，シングルシステムデザインでは，単一事例を対象に実施が可能である．また，多標本実験計画法では，多くの症例から1回ずつ測定値を得るが，シングルシステムデザインでは，単一事例に対して時間をずらして繰り返し測定を行う．しかも，治療介入開始前に行う測定が，多標本実験計画法における対照群に相当するため，治療介入を行わない時期が不要となり，多標本実験計画法がもつ倫理的な問題を回避できる．

2 実施手順

シングルシステムデザインでは，さまざま実施デザインがあるが，デザインを選定する前に，説明変数と目的変数を決定しておく必要がある．

a. 説明変数の決定

シングルシステムデザインを実施するにあたり，まず行うのは「どのような治療介入の効果を観察したいのか」を明確にすることである．この観察したい治療介入の効果のことを説明変数とよぶ．例えば，認知症の人を対象に作業療法介入を行い認知機能に及ぼす影響を判断したい場合，作業療法が説明変数ということになる．

b. 目的変数の決定

目的変数には「何を指標にして効果を判定するか」「何を変化(改善)させたいか」が該当し，それを見極める主要評価項目を決める．前述の作業療法の認知機能に及ぼす影響を判断したい場合，認知機能を評価する変数として，例えば全般的認知機能の検査であるMini Mental State Examinationなどが目的変数ということになる．

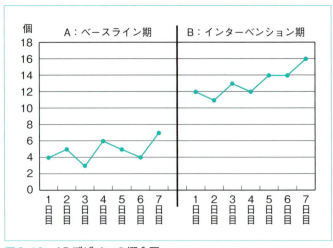

図2-18　ABデザインの概念図

3 実験デザインの種類

説明変数と目的変数を決定したのちに数種類あるシングルシステムデザインのうちからデザインを決める．デザインの基本は，治療介入を加えない基礎水準測定期（ベースライン期）と治療介入を加えた操作導入期（インターベンション期）に分けられ，それぞれの期の測定値を比較する．各期の組み合わせにより以下のようなデザインがある．

a．ABデザイン

ABデザインはシングルシステムデザインのなかで最も基本的な研究デザインである．Aはベースライン期にあたり，Bはインターベンション期に相当する．

例えば，日付を教えるという介入（インターベンション）の有無を説明変数，日付の正答数を目的変数とする．認知症の人に何も治療介入を行わず，7日間，1日5回，日付の確認を行い，その正答数を記録した（ベースライン期）．次の7日間には，日時や場所と季節などの認識を強化するリアリティオリエンテーション（現実見当識法）の一環として，日付を確認する治療介入を1日3回行い，1日5回，日付の確認を行った（インターベンション期）．各期における日付の正答数の推移を図2-18に示す．このように，単純にベースライン期の後に，インターベンション期として治療介入を行い，それぞれの期の目的変数を比較する．この場合，「インターベンション期においても日付の正答数は，ベースライン期と変わらない」が帰無仮説に相当する．もし，インターベンション期の正答数がベースライン期よりも多い場合で，認知症の人の生活環境に治療介入以外には何の違いもなかったとすれば，リアリティオリエンテーションに基づく日付を確認するという介入に効果があったと推論する．

しかしながらABデザインでは，治療介入開始後に何らかの別の要因によって改善した可能性を否定できない．日付を教えるという介入を行った時期に家族が居室にカレンダーを掛けたとすると，日付の正答数が増加した根拠が，日付を確認するという介入の効果であるのか，カレンダーを掛けたため毎日確認ができるようになったためなのかの判別ができない．このような不十分さをABデザインは含んでいる．

これに対して，以下のABAデザイン，ABABデザイン，BABデザインを用いることで効果の客観性を確認する．

b．ABAデザイン

ABAデザインは，ABデザインの延長上にあり，第3期に治療介入の中断期（2度目のベースライン期）を設定する（図2-19）．その理論的背景は，もしインターベンション期の変化をもたらした原因が治療介入ではなく，ベースライン期・イ

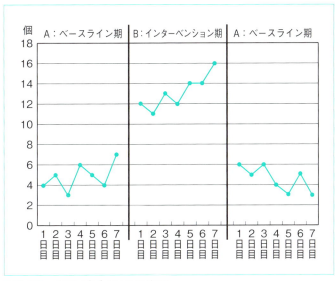

図2-19　ABAデザインの概念図

ンターベンション期の両期にわたって対象者に影響を与えた偶然の要素があれば，第3期の治療介入の中断期で最初のベースライン期の水準に戻る確率は低いであろうという前提に立つ．

ABデザインで用いた例で考えると，インターベンション期ののちに，日付を確認することを止め，再度何も行わない時期を置く．インターベンション期にカレンダーを掛けたことが対象者の日付の回答の正答数に何ら影響がないのであれば，治療介入中断期には，初回ベースライン期と同じ水準に正答割合が低下する．もしインターベンション期の正答割合と治療介入中断期の正答割合が同等の場合，カレンダーを掛けたことが影響要因ということになる．ABAデザインを用いることで，ABデザインの欠点は補充される．

しかし，研究の終了時期が治療介入をしない時期であることが，倫理問題を引き起こす可能性がある．

c．ABABデザイン

ABABデザインは，最後（4期目）にインターベンション期を加え，ABAデザインの不十分な点を解決するデザインであり（図2-20），効果ありの解釈において説得力が高まるデザインと言える．つまり，もし対象者の変化がインターベンション期のみに現れ，ベースライン期には出現しなければ，それは他の偶発的要因ではなく，介入の効果である可能性が高まる．

d．BABデザイン

シングルシステムデザインの課題は，ベースライン期の存在である．治療介入効果を確認するためには，何もしないベースライン期が必要になるが，データ収集のみで治療介入を行わないことは，倫理的観点から好ましくない．また，作業療法場面では，処方を受けて作業療法が開始となるが，このような場合，治療介入を行わないベースライン期を操作的に設定することが難しい．

そこで，治療介入効果がある程度予測できる場合は，インターベンション期を先に設け，治療効果を確認するという目的でベースライン期を設定すれば，臨床的には許容される範囲であろう．そのデザインとして，インターベンション期からはじめ，次にベースライン期を設け，3期目に再度インターベンション期を設けるBABデザインは臨床的に活用できる（図2-21）．

4　データ解析

シングルシステムデザインは，単一事例のみで実施でき，臨床での最大の関心ごとであるプロセ

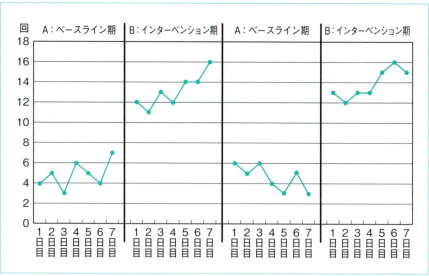

図2-20　ABABデザインの概念図

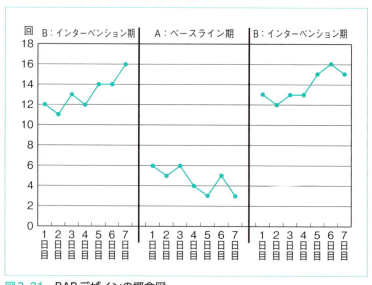

図2-21　BABデザインの概念図

スデータ（治療プロセスの可視化）として示すことが可能という2つの利点を備えている．このため作業療法で対象とする各臨床の場で活用されている．

シングルシステムデザインのデータ解析について，①目視による分析，②純統計学的方法について述べる．

a. 目視による分析

シングルシステムデザインの場合，介入効果の判定を目視法（visual analysis）による分析で行うことが多い．目視法とは，測定値の変化を視覚的に分析し，治療介入効果の信頼性や一貫性について判断を下すことである．通常測定された値はグラフで表示される．グラフは，X軸に時間系列，Y軸に目的変数の測定値をプロットし，測定値の変化が一目で分かるように折れ線グラフで表すことが多い．

シングルシステムデザインにおける分析は，実験的条件の変化にともなって被検者の行動に変化がみられるかどうかを分析することである．図2-22に示すように，ABデザインの場合には

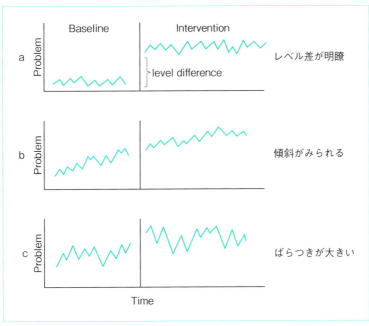

図2-22 目視法による分析例

〔芝野松次郎, 1986[12]〕

ベースライン期からインターベンション期に移るときに事例の行動に変化がみられるか否かを分析する.

この場合，グラフ化された時系列データを明瞭な変化として捉える条件は2つある[4,5]．①ベースラインが安定していること（stable baseline），②ベースライン期とインターベンション期に明瞭な水準差が認められること（clear level difference）である．2つの条件を満たすためには，ひとつの条件が満たされており，かつインターベンション期の時系列データに傾斜（slope）やばらつき（variability）がないことが必要とされている．図2-22aに示されるような時系列データの変化が視覚的にもっとも捉えやすいものと考えられる．図2-22bや図2-22cでは傾斜やばらつきがあるため，変化の有無が判断しにくい．

しかしながら，実践の場では調整（排除）できない要因が多数あり，データにばらつきが生じやすい[6]．したがって，「視覚的な明瞭な変化」という基準のみでは，貴重な取り組みであったとしてもその結果から結論を得ることができないことになる．つまり，視覚的変化にとって替わる仮説検証のための統計学的方法を用いた分析が必要になる.

b．純統計学的方法

1) 2標準偏差値を用いた分析方法

シングルシステムデザインに用いることができる統計学的な手続きについて，Gottmanら[7]が提唱した方法は，ベースライン期の観察データから平均と標準偏差値を計算し平均の上下2標準偏差の間隔をとり水平に線を引く（図2-23）．こうしてできたチャートにインターベンション期のデータをプロットし，観測されたデータ点が±2SDの2本線よりも上あるいは下にくれば変化が生じたと判断される．この方法にBloomらは二項検定を使って仮説の検証を行っている[8]．二項検定とは，2つの項目に分類されたデータの比率に偏りがあるか否かを二項分布を用いて検定する解析方法である．

2) 相対頻度手続を用いた方法

相対頻度手続では，ベースライン期の全データ点のうち中程の2/3が含まれる領域を典型域（typical range）とし，これをグラフ上に2本の水平な線を囲んで示す（図2-24）．次にベースライン期においてこの典型域から望ましい方へ（上あ

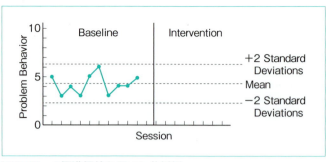

図2-23　2標準偏差を用いた分析例

〔芝野松次郎，1986[12]〕

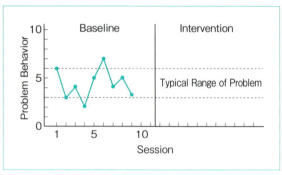

図2-24　相対頻度手続を用いた分析例

〔芝野松次郎，1986[12]〕

るいは下）はみ出したデータ点の割合を計算する．さらにインターベンション期におけるデータについて典型域からはみ出したデータの割合も計算する．もし治療介入によって変化が生じたとすれば，ベースライン期のはみ出し割合とインターベンション期のはみ出し割合は等しくならないはずである．この仮説をベースライン期とインターベンション期のはみ出し割合が等しいという帰無仮説について二項検定に基づき検定をする．

3) Celeration line を用いた分析方法

Celeration line は時系列データの傾斜を示す直線であり，中央分割法（split middle technique）で求められる．中央分割法では，まずベースライン期のデータをその期の中央値で二等分する（図2-25の縦実線）．さらに二等分された前後の時期をもう一度中央で二等分する（図2-25の縦点線）．そしてベースライン期の前半および後半の平均値を算出し，それぞれの縦点線上にプロットする．こうして求められた縦点線上の2つの点を通る直線を引くとceleration lineが得られる（図2-25b）．平均の代わりに中央値を用いて求めることもできる[6]．

得られたceleration lineよりも上あるいは下にあるデータ点の割合を求め，また，celeration lineをインターベンション期まで延長し，同様にこの線上よりも上あるいは下のデータ点の割合を求める．もし治療介入の結果変化が生じたとすれば，ベースライン期の割合とインターベンション期の割合は異なるはずである．この確認には二項分布を使って検定を行う．傾斜を直線でフィットする方法の他に，回帰直線（regression line）を用いることもできる．回帰直線とは，2つの関連する（相関する）データの散布図の中心的な傾向に記す直線のことである．

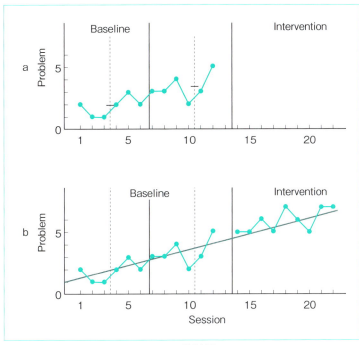

図2-25 Celeration lineを用いた分析例

〔芝野松次郎, 1986[12]〕

文　献

1) 小林正義・浅井憲義：事例研究/日本作業療法協会学術部（編）：作業療法マニュアル34　作業療法研究法マニュアル．pp34-37，社団法人日本作業療法士協会，2009．
2) 村田和香：作業療法における事例研究の進め方．北海道作業療法，18(2)：118-120，2001．
3) 竹林　崇・他：脳卒中後慢性期重度上肢麻痺に対するボツリヌス毒素A型施注後のロボット療法とmodified Constraint-induced movement therapyの併用．作業療法ジャーナル，48(13)：1339-1346，2014．
4) Bear DM：Perhaps it would be better not to know everything. *Journal of Applied Analysis*, **10**(1)：167-172, 1977.
5) Parsonson B, Baer DM：The analysis and presentation of graphic date/Krarochwill TR(Ed)：Single subject research Strategies for evaluating change. pp101-166, Academic Press, 1978.
6) Kazdin AE：Statistical Analysis for Single-Case Experimental Designs/Hersen M, barlow DH(Eds)：Single Case Experimental Designs Strategies for Studying Behavior Change. Pergamon Press, 1976.
7) Gottman JM, Glass GV：Analysis of Interrupted Time Series Expaeriments/Krarochwill TR(Ed)：Single subject research Strategies for evaluating change. Academic Press, 1978.
8) Bloom M, Block SR：Evaluating one's own effectiveness and efficiency. *Social Work*, **22**(2), 130-136, 1977.
9) Gottman JM, Leiblum SR：How to do psychotherapy and how to evaluate it；a manual for beginners. Holt, Rinehart and Winston, 1974.
10) Gingerich WJ, Feyrhrm WH：Assessing the significance of client change. Unpublished paper, School of Social Welfare, Univ of Wisconsin＝Milwaukee, 1978.
11) Jayaratne S：Analytic Procedures for Single-Subject Designs. *Journal of Social Work Research and Abstracts*, **14**：30-40, 1978.
12) 芝野松次郎：単一事例実験計画法における評価手続　ARモデルの臨床への応用．関西学院大学社会学部紀要，**52**：33-42，1986．

VI. 尺度開発

大浦智子

作業療法士が扱う臨床データには，握力や認知機能検査のように連続的データで示されるような間隔尺度，徒手筋力検査やブルンストローム・ステージのように順序をつけて表される一方でその間隔が等間隔ではない順序尺度，診断名の区別のような名義を表す名義尺度がある．それぞれの測定・評価の方法や内容が，本来測りたかったものを測定しているかどうか，ということを妥当性という．また，同じ患者・同じ状態を繰り返し，誰が測定した場合でも完全な一致を満たすことは難しいが，その評価・測定方法を用いることで誤差が小さいかどうか，をみるのが信頼性である．

1 尺度作成の手続き

現在，さまざまな評価尺度が存在する．さまざまな評価尺度が存在することで，治療効果の測定に異なる評価尺度を用いられた場合に比較が困難になるという弊害も生じうる．そのようななかで，まずは"既存の評価尺度ではなく新しい評価尺度を開発する必要があるか？"，"何を測定するために評価尺度が必要か？"を吟味する必要がある．そのためには，同領域の既存の評価尺度がどの程度存在しているかを十分把握したうえで，場合によっては翻訳版を作成すること（この場合は，原版著者への確認や逆翻訳などの手続きが生じる）もある．ここでは新たな評価尺度を開発する際の一般的な流れを解説する．

まず，前述のように「何を測りたいか」を明確にすることである．次に，その構成概念を検討する．例えば，「日常生活自立度」を測定する尺度を新たに作成したい場合には，測定する「日常生活自立とは何か？」を定める必要がある．すでに明らかにされている内容のこともあれば，当事者へのインタビューやエキスパート（専門家）によるディスカッションを通してその内容（概念）を規定する等の方法がある．さらに，これらの概念を確認したうえで，測定する項目を焦点化する作業が行われる．また，観察などの客観的な方法を用いるか，心理尺度のように本人による回答を用いるか，などの測定方法を検討する必要もある．そして最後に，これらの方法で測定した結果の信頼性や妥当性を検証することとなる．

2 信頼性

評価尺度の信頼性とは，測定した結果の"確からしさ"を測るものである．イメージしやすいのは，的当ての標的に対して，常に同じ箇所に矢を当てることができるかといったものである．評価尺度の信頼性には，検査者内信頼性，検査者間信頼性，平行テスト法，内的整合性があげられる．

a．検査者内信頼性（intra-rater reliability）

検査者内信頼性（intra-rater reliability）とは，測定時期の違いを通じての一貫性を指し，再検査法が用いられる．例えば，対象者の状態に変化がないと仮定した状況下において，1回目の測定と一定期間経過後における2回目の測定結果の一貫性をみるものであり，κ係数や級内相関係数（Intraclass correlation coefficients；ICC）を用いて判断される．

b．検査者間信頼性（inter-rater reliability）

検査者間信頼性（inter-rater reliability）は，複数の検査者間を通じての一貫性を指す．例えば，同じ対象者の状態を複数の評価者が評価し，その測定結果の一貫性をみるものである．検査者内信

頼性(intra-rater reliability)と同様に，κ係数やICCを用いて判断される．

c. 平行テスト法 (parallel test method)

同じ人に対して，質問や課題の難度・質・量が同質の別々のテストを行い，その結果の信頼性をみようとするものである．平行テスト法では，別々のテストが同質であることが条件となる．しかし，同質なテストを作成することが難しく，実用的ではないといわれており，信頼性を求める際には他の方法を用いることが多い．

d. 折半法 (split-half method)

1つのテストを，質問や課題の難度・質・量が同質となる2つに分け1回で実施し，両得点の信頼性をみようとするものである．平行テスト法は2つのテストを実施するが，折半法では1つのテストを2つに分けることから1回のテストで信頼性を確認できる．しかし，平行テスト法と同様に，2つに分けたテストが同質であることが条件となる．

e. 内的整合性 (internal consistency)

内的整合性(internal consistency)は，尺度に含まれる項目間の相関の高さを反映するものであり，クロンバックのα係数で求められる．厳密には，上記の信頼性とは異なる扱いがされるもので，構成概念妥当性のひとつとして説明されることもある．

3 妥当性

評価尺度の妥当性とは，測定した結果の"もっともらしさ"を測るものである．イメージしやすいのは，的当ての標的の中心を射抜くことができているかといったものである．評価尺度の妥当性には，内容妥当性，基準関連妥当性，構成概念妥当性があげられる．

a. 内容妥当性 (content validity)

内容妥当性(content validity)とは，評価尺度がこれから測定して推論しようとしている領域をどの程度表しているかをみる．測定されるべき概念の規定のされ方によって，結果に大きな影響を与える．これは，測定する前段階で十分に検討する必要がある．

例えば，ある疾患に対する治療有効性を評価する指標が数多く存在するなかで，その疾患特有の評価項目セットを決めるためにグループ討議や全体討議などを通して患者評価に有効かどうかを決めるプロセスなどは，これにあたる．このように多くの関係者の合意を得るための手順として，確立された合意形成手法を用いることで，内容妥当性を検討することができる．

b. 基準関連妥当性 (criterion-related validity)

基準関連妥当性(criterion-related validity)とは，同一対象者に行われた別の独立した評価(既存の評価尺度)の結果とどの程度関連しているかをみるものである．併存的妥当性，同時的妥当性といわれることもある．また，予測妥当性も，基準関連妥当性に含まれる．

例として，誰もが簡便に測定することができる日常生活活動度を測定する指標を新たに開発する場合に，本来測定すべき内容を測定できているかを確認するために，すでに標準化されている日常生活活動度を測定する指標を外的基準としてICCやκ係数などで確かめることができる．

c. 構成概念妥当性 (construct validity)

構成概念妥当性(construct validity)とは，測定しようとしている抽象的な構成概念が実際の評価尺度によって測定できているかをみるものである．因子分析などで検証することもあり，この場合は因子的妥当性と表現されることもある．

例えば，ある疾患から引き起こされる症状を測定するにあたり，器質的に表出される項目群と二次的に引き起こされて表出される項目群を，それぞれの概念として評価領域を区別し，領域内の項目相互の関連を確認する手続きなどがこれにあたる．

因子的妥当性を検証する方法としての因子分析

は,複数の観察変数の背後にある因子(構成概念)を見出すための分析手法で,探索的因子分析と確認的因子分析(確証的因子分析ともいう)がある.

探索的因子分析は,観測変数の背後にどのような因子構造があるかを探っていく分析手法であり,各因子はすべての観測変数に対して影響を与えているという仮定で行われる.一方,確認的因子分析は,観測変数の背後にある因子構造をあらかじめ分析者が想定して現象の説明を行う分析手法であり,分析者の仮説や実質科学的知見に基づき,モデル中の因子の数・パス・相関・誤差分散を分析者が設定し,そのモデルの評価や解釈をすることができる.

文 献

1) 内山　靖・他(編):臨床評価指標入門　適用と解釈のポイント.協同医書出版社, 2003.
2) Fleiss JL, et al.:Statistical Methods for Rates and Proportions Third Edition. John Wiley & Sons, 2003.
3) 楠　正(監修):臨床データの信頼性と妥当性.サイエンティスト社, 2005.
4) 豊田秀樹(編著):共分散構造分析[Amos編]. 東京図書, 2007.

VII. 文献研究

大浦智子

　論文を検索する際には，電子データベースや病院・大学の付属図書館を利用することが想定される．希望する論文が図書館に所蔵されていない場合は，相互貸借制度を利用して文献複写を入手することが一般的に可能である．また，近年は，インターネットの普及と海外誌のオープンアクセス化に伴い，さまざまな論文へのアクセスが容易になっている．国内外を問わず入手したい論文が掲載されている雑誌がオープンアクセス化をしている場合や大学の紀要がホームページ上で入手可能な場合は，インターネットを利用して入手することができる．

　研究を行ううえで，研究テーマに関する既存の知見を把握するために文献をレビューすることは重要である．文献レビューは，どのような分野・手法の研究においても第一に行うべき過程であり，すでに何らかの知見が蓄積されていることが多い．しかし，数多くある先行研究のなかで，自分に都合の良い結果が記されている研究のみに目を向けるのではなく，科学的視点を持って文献を批判的に吟味することが求められている．後述のシステマティック・レビューやメタ・アナリシスは，すでに報告されている既存研究（文献）を基に行う「二次研究」として位置づけられる．

　臨床疑問に関連する研究の知見を集めたエビデンス総体（body of evidence）という考え方が注目されている．このエビデンス総体を得るための研究手法がシステマティック・レビューである．このうち，統計学的手法を用いたものをメタ・アナリシスという．システマティック・レビューの知見は，臨床家にとって活用できるエビデンスであるとともに，ある臨床疑問のエビデンス総体として診療ガイドライン作成においても利用される．

A　システマティック・レビュー

　システマティック・レビューは，文献を系統的にレビューするものである．システマティック・レビューは，明確に設定された疑問に関連する主要な研究を特定，選択，評価し，その結果を体系的かつ明示的な方法で報告するエビデンスの要約であり，統計学的手法が用いられること（メタ・アナリシス）もあれば，用いられないこともある[1]．臨床疑問のなかでも，介入（治療）の有効性に関するシステマティック・レビューが実施される場合が多いが，リスク因子，予後，診断検査，評価指標の種類や信頼性・妥当性などを対象に実施することも可能である．システマティック・レビューは必ずしも統計的に統合されているもの（この場合はメタ・アナリシスとなる）ではなく，研究テーマに関する文献を系統的にレビューし，構造化されたテーブル（論文タイトル・書誌情報・対象・方法・結果などの一覧）を作成した形式のものや，記述的に記されているものも含まれる．そして，量的研究を対象とするだけでなく，質的研究を対象としたものもある．

　システマティック・レビューでは，一般的な研究（一次研究）で再現性が求められるのと同様に，

検索方法（使用したデータベースと検索式，ハンドサーチの対象など）や文献の包含・除外基準を明記する．この他に，報告されている研究のエビデンスレベルや方法の妥当性，結果の解釈やバイアスを吟味する知識が求められる．

システマティック・レビューは，対象とする研究の対象と質に大きく依存するため，これらの手続きは明確に記す必要がある[2]．介入（治療効果）に関するシステマティック・レビューを例にあげると，対象とする研究の実施過程レベルでの評価（ランダム割付け方法の妥当性など）をはじめとする研究のバイアス・リスクの徹底的な評価が必要である．そして，さまざまな種類の報告バイアスがシステマティック・レビューの実施と解釈の妨げとなりうることを理解したうえで，出版バイアス（例：有意な結果を伴う研究が公表されやすい）や個別の研究におけるアウトカムの報告バイアスを考慮する必要がある．

B メタ・アナリシス

システマティック・レビューのなかでも，複数の研究成果を統計的に統合して結果を導き出す手法である．コクラン共同計画により，システマティック・レビューの手順やルールが示されており，メタ・アナリシスの手順が定められている[1]．コクラン共同計画のウェブサイトから，メタ・アナリシスを行う際のソフトウェアをダウンロードすることができる[3]．

メタ・アナリシスの報告の質向上のために，PRISMA（Preferred Reporting Items for Systematic reviews and Meta-Analyses）[2]を活用することも有用である．PRISMAは，国際専門家グループがランダム化比較試験のメタ・アナリシスの報告に焦点を当てたガイダンスであるQUOROM（QUality Of Reporting Of Meta-analyses）声明[4]から，システマティック・レビューとメタ・アナリシスの両方を包含するために名称を変更したものである〔詳細は第4部Ⅲ「研究の質の向上に向けて」(p130～136)を参照〕．

このような研究報告の質を向上させる取り組みはメタ・アナリシスにとどまらないが，各領域に報告（論文の発表）の際に必要となる留意事項が記されており，研究を進めるにあたってPRISMAウェブサイトで日本語版を確認することも可能である[5]．

文 献

1) Khan KS, et al.：Systematic reviews to support evidence-based medicine：How to review and apply findings of healthcare research. Royal Society of Medicine Press, 2003.
2) Moher D, et al.：Preferred reporting items for systematic reviews and meta-analyses：The PRISMA statement. *PLoS Med*, **6**(7)：2009.
3) Cochrane Informatics & Knowledge Management Department.（http://tech.cochrane.org/revman）〔2016年9月16日確認〕
4) Moher D, et al.：Improving the quality of reports of meta-analyses of randomised controlled trials：the QUOROM statement. Quality of Reporting of Meta-analyses. *Lancet*, **354**(9193)：1896-1900, 1999.
5) Transparent Reporting of Systematic Reviews and Meta-Analyses.（http://www.prisma-statement.org/）〔2017年9月25日確認〕

Ⅷ. データベース研究

大浦智子

　医療分野において，「すでにある」データや情報を統合化管理することで，医療コストの削減や効率の良い医療サービスの提供を図ることが期待されている．大規模なデータベースの活用方法は，①地域の医療資源配置・医療計画策定，②医療の質向上・臨床研究，③医薬品の安全性評価，④疾患の原因解明・予防，の4つに大別される[1]．

　医療領域のデータベースとして，通常の診療活動で蓄積される"業務データ"，診断群分類に基づいた患者の臨床情報と診療行為の電子データセットである"DPCデータ"，医療機関と調剤薬局をカバーする"診療報酬明細（レセプト）データ"，さらには2008年の「高齢者の医療の確保に関する法律」に基づく"レセプトおよび特定健診のデータベース"の構築が開始されている[1]．臨床家が独自にデータを登録して集積するデータベースも各領域で発展してきている．リハビリテーション領域においては，リハビリテーション・データベースの構築が試みられてきた[2]．

　これらは，臨床で働く作業療法士にとって容易に入手しうるものではない．しかし，「（研究目的で収集されたものではない）既存のデータを活用した研究」（二次研究）という視点で，作業療法記録を分析することも可能である．このような方法は，研究のみならず日々の業務においても実施可能であり，現状の把握から改善すべき点を見出すことができる．

1 データベースの構築と研究への活用

　先に紹介したような大規模なデータベースのみならず，近年は電子カルテの導入によって各病院・施設においてデータベースを構築しているところもある．しかし，データベースにアクセスしてみると，評価結果の記入漏れなどのように不十分なデータとなっていることも珍しくない．まずは，日々の臨床業務において正確に記録する習慣をつけ，そのような仕組みを作ることが，データベース構築の第一歩となる．

　それぞれですでに構築されているデータベースを，業務改善目的の分析のみならず，研究に活用することも可能である．例えば，電子カルテ情報を活用した研究では，既存データ（電子カルテは診療目的）の二次的活用（診療目的で集積されたデータを活用する「目的外使用」）がある．これには，情報の連結によって個人が判別できないようにする対応が必要であり，対象者には研究に活用する旨を広く告知して拒否の機会を設けるなど，倫理指針に則った手続きと研究倫理審査を要する．

2 データベースを活用した研究の利点と留意点

　データベースを活用した研究の利点は，すでにデータが蓄積されていることである．研究目的で新たにデータを収集するものではなく，対象者への負担をかけずに，既存のデータを活用した観察研究を行うことが可能である．もちろん，データベースを構築するには労力がかかるが，出来上がったデータベースを活用する場合には，時間・労力の節約となる．

　一方で，データベースを活用した研究では，活用できる情報の制約を理解したうえで，研究計画を立案する必要がある．また，使用するデータベースによって，集積データの選択に偏りがあることも予測される．このような限界を理解したうえで，活用することになる．したがって，データベースの規模や特徴に沿った研究計画にせざるを

えず，当然ながら集積されていない項目の検討は事実上不可能である．

　また，既存のデータベースを活用した研究においても一次研究と同様で，一時点のデータを分析するのか，縦断的なデータを分析するのかによって，研究デザインは異なる．活用できる情報と，臨床で明らかにすべきことを効果的に組合せた計画を立案するためには，疫学的な知識を持って取り組むことが肝心である．そして，既存のデータベースは，多くの場合が研究のために集積されているデータではない．このため，研究の目的にあわせてデータをクリーニングし，研究用のデータセットを構築することも研究には欠かせない作業である．

― 文　献 ―

1) 中山健夫：「医療ビッグデータ時代」の幕開け．週刊医学界新聞第3107号，医学書院，2015.
2) 日本リハビリテーション・データベース協議会．(http://square.umin.ac.jp/JARD/db.html)〔2017年9月25日確認〕

第2部の参考文献

第2部「研究の種類とデザイン」を構成するにあたって参考にした文献を以下に列挙した．本書をふまえてより発展的・実践的な内容を学習する際には，これらの文献を参照されたい．

1) 日本疫学会（監修）：はじめて学ぶやさしい疫学　疫学への招待　第2版．南江堂，2010.
2) Hulley SB, et al.（原著）/木原雅子・木原正博（訳）：医学的研究のデザイン　第4版．メディカル・サイエンス・インターナショナル，2014.
3) 川村　孝：臨床研究の教科書　研究デザインとデータ処理のポイント．医学書院，2016.
4) 福原俊一：臨床研究の道標　7つのステップで学ぶ研究デザイン．認定NPO法人健康医療評価研究機構，2013.
5) Liamputtong P（原著）/木原雅子・木原正博（訳）：現代の医学の研究方法　質的・量的方法，ミクスドメソッド，EBP．メディカル・サイエンス・インターナショナル，2012.
6) 古谷野亘・長田久雄：実証研究の手引き　調査と実験の進め方・まとめ方．ワールドプランニング，pp61-74，1992.
7) Pope C, Mays N（原著）/大滝純司（監訳）：質的研究実践ガイド　保健医療サービス向上のために　第2版．医学書院，2008.
8) Creswell JW（原著）/操　華子・森岡　崇（訳）：研究デザイン　質的・量的・そしてミックス法．日本看護協会出版会，2007.
9) Creswell JW, Clark VL（原著）/大谷順子（訳）：人間科学のための混合研究法　質的・量的アプローチをつなぐ研究デザイン．北大路書房，2010.
10) 内山　靖・他（編）：臨床評価指標入門　適用と解釈のポイント．協同医書出版社，2003.
11) 中山健夫・津谷喜一郎（編）：臨床研究と疫学研究のための国際ルール集 Part 2．ライフサイエンス出版，2016.
12) 中山健夫（監修）：PT・OT・STのための診療ガイドライン活用法．医歯薬出版，2017.

第3部

統計解析

- I. 統計的仮説検定の概要
- II. 2群間の比較
- III. 分散分析
- IV. 相関分析
- V. 重回帰分析
- VI. 多重ロジスティック回帰分析
- VII. 因子分析
- VIII. 共分散構造分析（構造方程式モデリング）

Ⅰ．統計的仮説検定の概要

藤本修平

1 統計的仮説検定と帰無仮説・対立仮説

統計的仮説検定は，ある集団分布を想定した仮説について，得られる標本を元に確率論的に推定し，仮説の採否を検証する作業である．確率論的な推定であるため，仮説の臨床的な妥当性についての検討は別途行う必要がある．統計学的に何らかの差があることは，ただちに臨床的な意義があることを意味しない．

統計的仮説検定を行ううえで考えるべき仮説に帰無仮説と対立仮説がある．対立仮説（H_1と表される）は研究者が検証したいと考える仮説であり，例えば，新しい手法Aと従来の手法Bの効果を比較し，いずれかの手法が優れていることを示したいとき，新しい手法Aと従来の手法Bの効果に「差がある」のような形式をとることが多い．他方，対立仮説と排反関係にある仮説を帰無仮説（H_0と表される）という．今回の例では「差がない」と立てるのが，帰無仮説である．統計的仮説検定は背理法の論理を用いるため，この帰無仮説を否定（棄却）することによって，研究者の仮説が正しいことを示す．

2 有意水準と帰無仮説の棄却

有意水準とは，統計的仮説検定を行う場合に上述のように帰無仮説を棄却できるかどうか決める確率的基準のことである．有意水準に即して帰無仮説が棄却され，対立仮説が採択された時に「統計的有意差がある」と言うことができる．一方，棄却できなかった場合には，「有意差がない」とは言えず，「差があるとは言えない」と消極的な表現をすることになる．有意水準は，医学を含む多くの分野では，5%を選択することが慣習になっているが，分野や目的によっては10%や1%を選択することもあり，明確な基準はない．

この際，両側検定と片側検定でその設定する基準は異なる．両側検定とは，棄却域を両側に設定する方法であり，例えば新しい手法Aと従来の手法Bを比較する際に，どちらが大きい効果がみられるか分からないときに用いる手法である．他方，片側検定は棄却域を片側に設定する方法であり，ほぼ明らかにどちらが大きいことが想定できる場合に，用いる手法である．有意水準を5%としたとき，片側検定では棄却域は5%となるが，両側検定では片側につき2.5%となる．ただし，特別な理由がない限り両側検定を選択するべきであり，有意水準は検定の前にあらかじめ定めておくべきものであるから，検定の結果得られたp値を見てから決定してはいけない．

また，よく抄録や論文などで見られる「有意水準は5%未満とした」という表現は科学的には妥当ではない．水準はあくまで一定点を示すものであり，正確には「有意水準は5%とした」となる．

3 p値

統計的仮説検定において，帰無仮説が正しいと仮定したときに，得られた統計量が実現値と同等かそれより極端な値をとる確率のことをp値という．ただし，両側検定では分布の左右両側について考慮されるため，計算を行う際には注意が必要である．例えば，p値が1%であった場合，それは偶然100回に1回起こる確率を示し，もし有意水準を5%としたら「有意に差がある」と結論づけることができる．

4 第1種の過誤と第2種の過誤，検出力

第1種の過誤はαエラーともよばれ，実際に差がないものを検定で差があると間違って判定してしまう確率を意味する．その一方で，第2種の過誤はβエラーともよばれ，実際には差があるものを検定で差がないと間違って判定してしまう確率を意味する．それぞれを1から引くと，$1-\alpha$は「差がないものを差がないと正しく判定する確率」，$1-\beta$は「差があるものを差があると正しく判定する確率」といえる（表3-1）．$1-\beta$は検出力（power）ともよばれる．一般に，対象数が多くなると検出力は高くなるという特徴をもつ．

有意水準を5％に設定する場合，それはαエラーを5％，すなわち実際には差がないのに検定で差があると間違って判定する確率が5％未満であれば，対立仮説を採択して良いだろうという基準と同義になる．

なお，第1種の過誤と第2種の過誤は，理論上は互いに独立であるが，実際にはトレードオフの関係になる．αが0になれば「実際に差がないものを検定で差がない」と100％正しく判定できるわけであるが，その分「実際に差があるものを検定で差がある」と正しく判定する確率（検出力）は低下する．検出力についても同様のことが生じる．

5 パラメトリック検定とノンパラメトリック検定

パラメトリック検定は，あるデータに対して何らかの分布が想定できる場合に適用する検定手法で，ノンパラメトリック検定は，あるデータに対して分布を想定しない検定手法である．一般的に前者は適用できる条件が限定される代わりに検出力が高く有意になりやすい特徴があり，後者は分布の形状によらず適用可能な代わりに検出力は相対的に低い．一部の研究者は，パラメトリック検定について「正規分布の標本の検定がパラメトリック検定である」と誤解しているため，注意したい．

パラメトリック検定・ノンパラメトリック検定を適用する判断基準は，上記の条件のみであるが，具体的には①分布を目視で確認する（散布図・ヒストグラムなどを作成する），②慣例的には（正規分布を仮定する場合）シャピロ・ウィルク検定で正規分布から逸脱していないか確認する，といった方法が取られることが多い．しかしながら，検定による前提の確認は，その後に本来予定していた検定を行うことから，検定を重ねることにつながるため，αエラーを大きくする原因のひとつである「検定の多重性の問題」が生じる．このことには注意を要することを添えておきたい．多重性の問題についてはⅢ「分散分析」（p82〜88）で説明する．

表3-1 第1種の過誤と第2種の過誤

		真の状態	
		差がある	差がない
統計的仮説検定の結果	有意差あり	検出力 $(1-\beta)$	第二種の過誤 β
	有意差なし	第一種の過誤 α	$1-\alpha$

6 点推定と区間推定

ここでは，点推定値と区間推定について述べる．多くの臨床家，研究者は「（量的）研究において統計的仮説検定を行うことは絶対である」と考えているかもしれない．しかし，そのような考えであれば「そもそも検定の必要があるか」といった本質的な疑問に立ち返る必要がある．

統計的仮説検定は，あくまで仮説を検証する作業であるが，冒頭でも述べたように「ある集団分布を想定した仮説について，得られる標本を元に確率論的に推定し，仮説の採否を検証する作業」である．すなわち，得られた標本から背景にある集団を推定するという作業を行うことを意味する．言い換えれば，対象とする集団の全体の標本を得ることができれば（これを全数調査とよぶ），統計的仮説検定は必要ないのである．しかしなが

ら，そのような場面は臨床上ほとんどないと言っても過言ではないだろう．そのため，検定と同時に推定の概念についても理解しておく必要がある．

推定においてよく耳にするキーワードは，点推定と区間推定である．点推定値は，得られたデータから算出できる平均値をはじめとする代表値（統計量）のことである．一方，推定した平均値がある集団の真の平均値と合致することは確率的に高くはないかもしれない．標本数や標準偏差（ばらつき）によってもその確率は変わるだろう．

そこで大事なポイントとなるのが，区間推定である．今回は，区間推定のなかでも代表的な信頼区間について説明する．95％信頼区間は，簡単に述べれば「100回抽出して得られた100個の信頼区間のうち，95個真値を含む範囲のこと」である．よく「当該区間に95％の確率で真値が含まれる」と誤解されているが，真値は変動しないため，真値が当該信頼区間に含まれるか否かは0か1かの問題であり，これらの表現は明らかな間違いであることに注意したい．

本書では区間推定の理論および計算方法などは読者の混乱をきたすと考え割愛しているが，もし詳細を知りたい場合は『ハーバード大学講義テキスト・生物統計学入門』[1]などのテキストやp119にあげた参考文献などを参照されたい．

7 尺度

検定を行う際には，対象とする変数の尺度に注目する必要がある．尺度には，名義尺度，順序尺度，間隔尺度，比率尺度という4つの種類がある．

名義尺度は，グループに分類する場合の尺度であり，例えば男女（性別），治療の種類といったような分け方をする場合に用いられる．順序尺度は，数値の大小のみを把握することができる尺度であり，その数値間の順位にしか言及することはできない．例えば，徒手筋力検査法（Manual Muscle Testing；MMT）で1-5という数値が得られたとする．この数値自体は，1よりも2，3よりも4のほうが筋力が大きいと定義されるが，1と2の差と3と4の差は等間隔ではない．このように，数値間の順位（大小関係）のみを解釈することができる場合に用いられる尺度を順序尺度という．

間隔尺度と比率尺度は類似して捉えられることが多い．2つの尺度ともに，連続的な量を示しており，順序尺度と異なるのは数値間の差が量の差の大きさを示していることである．しかし実際は，間隔尺度と比率尺度は異なるものである．その違いは，間隔尺度が0を原点としないのに対して，比率尺度は0を源とすることである．例をあげると，間隔尺度は温度や年齢，比率尺度は身長や体重，歩行速度である．イメージがついていない読者のために，具体的な違いを述べる．例えば温度は10℃と30℃の間に20℃の差があると言えるが，30℃に対して10℃の3倍と言うことはできない．一方，体重であれば10kgと30kgの間に20kgの差があると言え，さらには30kgに対して10kgの3倍の重さと言うことができる．この違いが，0を原点としているかの違いなのである．

なお，別の分類として名義尺度と順序尺度を合わせて離散変数，比率・間隔尺度のことを連続変数とよぶこともある．

文献

1) Pagano M, Gauvreau K（原著）／竹内正弘（監訳）：ハーバード大学講座テキスト　生物統計学入門．丸善出版，2003．

Ⅱ. 2群間の比較

藤本修平

1　2標本t検定

　2標本t検定（Studentのt検定ともよばれる）は，2群の異なる対象のデータの平均値に差がないか検証する検定方法である．データは，比率・間隔尺度を対象とし，パラメトリック検定として用いられる．また2群間の分散が大きく異ならない場合に適用される（等分散性といい，もし2標本t検定に対応するデータが等分散であるとは言えない場合にはWelchの検定を行う．等分散性を検定する手法として代表的なものは，Levene検定である）．

　例を表3-2に示す．これは地域AとBにおける握力を測定し地域間に差がないか検証する場合の例である．このように2群に同じ人がいないという独立した標本の差の検定に2標本t検定は用いられる．なお，2標本t検定に対応するノンパラメトリック検定はMann-WhitneyのU検定が代表的である．

2　対応のあるt検定

　対応のあるt検定は，2標本t検定と異なり，独立していない標本の差の検定に用いられる検定方法である．同じ対象に対して繰り返し測定したデータを比較する際に用いられる．その他の条件はほぼ2標本t検定と同様であると言ってよい．例を表3-3に示す．これはリハビリテーションを行った前後で歩行速度が変わらないか（差がないか）検証した場合の例である．なお，対応のあるt検定に対応するノンパラメトリック検定はWilcoxonの符号付順位検定（Wilcoxonの順位和検定とは異なる）が代表的である．

表3-2　2標本t検定が用いられる一例

地域A	地域B
21	13
18	16
12	13
16	15
17	19
19	11
21	18
23	12

単位：kg

表3-3　対応のあるt検定が用いられる一例

患者	リハビリ前	リハビリ後
1	16	14
2	19	17
3	13	12
4	21	21
5	23	19
6	15	15
7	28	19
8	12	12

単位：秒

　なお，書籍によっては，2群間の平均値を比較する場合，正規性や等分散性の仮定を満たしているかどうかを確認する予備的な検定を行わず，Welchの検定を推奨しているものもある．ただし，Welchの検定は近似的な検定手法であり，検出力はstudentのt検定と比較すると高くないという性質をもつため，結果の確認時に注意が必要である．

　また，studentのt検定は2群間のデータの数に差がない場合に，データの正規性および等分散性（前述した分散が大きく異ならないその程度）が完全に満たされなくても検定後のαが設定した値からずれることなくほぼ正しい結果となることが知られている．この性質を頑健性（ロバストネス）といい，t検定は正規性および等分散性に対して頑健（ロバスト）であるといえる．

3 χ^2検定とFisherの直接確率検定

χ^2検定は，分割表の検定のひとつであり，主に名義尺度のデータで用いられる検定方法である．χ^2検定には，適合度検定と独立性の検定がある．前者は，例えば質問紙調査を行った場合の回答が，はい・どちらとも言えない・いいえの3つに分けられた時，この回答数が期待される値と差がないか検証する時に用いられるものである．後者は，名義尺度同士の関連を考える際，データとして得られた人数が期待値と差がないか検証する場合に用いられる．期待値は，X回の試行において得られる結果とその結果が起こる確率の積である．

χ^2独立性の検定に用いる分割表の例を表3-4に示す．

喫煙の有無，肺がんの有無という2つの名義尺度に対して，「喫煙あり・肺がんあり」「喫煙あり・肺がんなし」「喫煙なし・肺がんあり」「喫煙なし・肺がんなし」のそれぞれに人数が当てられ，セル間のデータに差がないかを検証することになる．

もちろん，名義尺度同士の関連性を検証することもできる．関連性を示す場合の代表的な指標は，オッズ比やリスク比がある．データの収集方法によって計算できる指標は異なるが，表3-5のような一般的な分割表において，オッズ比・リスク比はそれぞれ 式3-1 ， 式3-2 で表される．

$$\text{オッズ比} = \frac{a/c}{b/d} = \frac{ad}{bc} \quad \text{式3-1}$$

$$\text{リスク比} = \frac{a/(a+b)}{c/(c+d)} \quad \text{式3-2}$$

表3-4の値を例にすると，オッズ比は26.9，リスク比は7.6となる（小数点第2桁以下を四捨五入した値）．

オッズ比もリスク比もその信頼区間が1をまたいでいなければ有意となり，（かつその他の要因が結果を歪めていなければ）名義尺度同士の関連性が高いと言える．その他にも，χ^2独立性の検定では連関係数とよばれる関係性を表す指標があり，代表的なものとしてφ係数，クラメールの連関係数（クラメールのV）などが用いられる．具体的な計算方法は成書に譲る．

表3-4 分割表の一例

	肺がん・あり	肺がん・なし
喫煙・あり	121	41
喫煙・なし	16	146

表3-5 分割表

	肺がん・あり	肺がん・なし
喫煙・あり	a	b
喫煙・なし	c	d

ちなみに，各セル内の値が小さい場合にはχ^2独立性の検定は妥当な結果を返さないことがある．もしどれかのセルのうちひとつでも値が小さい場合は，そのような条件を仮定したFisherの直接確率検定（Fisherの直接法）を用いるべきである．セル内の数値に関する基準はさまざまな論があるが，セルの期待値が5未満の場合にはFisherの直接確率検定を行ったほうが良いというコクランの規則を参考にしても良いかもしれない．なお，Fisherの直接確率検定は式に階乗を含むため計算量が非常に多く，実際に計算を行う場合はソフトウェアを用いることが望ましい．

4 差の検定の読み方

それでは，以上をふまえて2群の比較を用いた論文の読み方を示していくこととする．本書では，2標本t検定とχ^2独立性の検定を例とする．

a. 2標本t検定

2標本t検定を用いた多くの論文では，その結果の示され方として平均の差，t値，自由度，p値，95％信頼区間が示されていることが多い．もちろん，等分散性の確認方法，パラメトリック検定で問題ないかなど確認することは多くあるが，実際の論文ではそこまで記載されていないこともあるのが事実である．しかしながら，統計解析ソフトウェアでは正しく処理されればこれらの値は必ず表示されるので，その解釈については理解しておきたい．それでは，表3-6を例に説明する．

2標本t検定の結果，このような表が統計解析ソフトから出力されるか，論文に記載されているとする．まず目を配りたいのは平均の差である．平均の差は，2群間の平均の差を示しており，この値がどの程度臨床的に意味のあるものであるかといったことを考えながら見る必要がある．p値は，p76で述べたように有意水準と比較して見るべきものであるが，例えば有意水準を0.05と設定した場合，今回は0.006と下回っているため「有意である（有意差がある）」と解釈して良い．もしp値が0.05を上回っている場合，「差があるとは言えない」と解釈することになる（p76に前述した通り，論理的に「差がない」とは言えない）．また，95%信頼区間によって，推定精度を見ることができる．

ここまででおおかたの結果を解釈することができ，他の指標についてはあまり参考にすることは少ないだろう．実際は，t値や自由度，差の標準誤差も解釈に用いることもある．

b. χ^2独立性の検定

χ^2独立性の検定における結果の読み方は非常にシンプルである．主に注目するところは，Pearsonのχ^2の漸近有意確率，Fisherの正確有意確率，残差である．Pearsonのχ^2とは，χ^2独立性の検定のひとつである．残差とは，観測した数値と期待した数値の差である．表3-7を例に説明する．χ^2独立性検定の結果，このような表が統計解析ソフトから出力されるか，論文に記載されているとする．目を配る点は2つであり，漸近有意確率と正確有意確率になる（ソフトによってはいずれかしか表示されない場合もある）．これらがt検定でいうところのp値に該当する．そ

表3-6　2標本t検定における結果

t値	自由度	p値	
2.38	14	0.006	
平均の差	差の標準誤差	95%信頼区間・上限	95%信頼区間・下限
17.50	7.35	33.27	10.77

（※数値は例）

表3-7　χ^2独立性の検定における結果

	χ^2値	自由度	漸近有意確率	正確有意確率
Pearsonのχ^2	6.87	1	0.02	
Fisherの直接法				0.03

（※数値は例）

の前提として確認するべきであるのが，標本数から得られる期待値になる．もし期待値が5以上である場合は，Pearsonのχ^2の欄の漸近有意確率を，期待値が5未満の場合ではFisherの直接法の欄を確認する．本書では初学者向けに詳細の解説は割愛しているが，もう少し説明するとすれば，漸近有意確率，正確有意確率の結果を比較し，その違いが大きければ標本数以外にそのような結果になっている原因がないかなどを確認してから，どの欄を見れば良いか決定する．

表3-7では，Pearsonのχ^2の欄を観察するとp値は0.02であるため，統計学的に有意であると判断することになる．その解釈は，各セルの値は期待値と差があるとなる．なお，この場合，分割表のどの項目（セル）に差があるかを示すことはできない．残差が記載されていればどの程度の差であるか確認することも可能になる．

III. 分散分析

藤本修平

1 分散分析（ANOVA；analysis of variance）とは

a. 分散分析の基礎知識

　分散分析とは，複数の群を比較する際，各群の母平均に差がみられるかどうかを検定する手法である．分散分析は，平方和の分解という考え方をもとに説明される．平方和とは，個々のデータから平均を引いた値の2乗の和のことであり，すなわちばらつきを示すものである．全体の平方和は，群間の平方和と群内の平方和に分けられる．これを平方和の分解とよび，群間の平方和と群内の平方和から群間・内に差が見られるか分散分析によって明らかにできる．

　例えば，A病院，B病院，C病院の患者の握力に差があるか否かをみたいとする．生じた差（全平方和）には，各病院内で生じた差（群内の平方和）と病院間の差（群間の平方和）が含まれ，式3-3の関係が成立する．

　　全平方和＝群間の平方和＋群内の平方和

　　　　　　　　　　　　　　　　　　　　　　式3-3

　全平方和に対する群間平方和の割合の正の平方根をとったものを相関比という（式3-4）．

$$相関比 = \sqrt{\frac{群間平方和}{群内平方和 + 群間平方和}}$$

　　　　　　　　　　　　　　　　　　　　　　式3-4

　相関比は，実質的な群間の平方和が占める割合を示す．相関比は，0以上1以下の値をとり，群間の差による割合が群内の差に比べて十分に大きければ，群間の差があるとみなすことができる．相関比の考え方を用い，群ごとの平均値に差がみられるかどうかを検定する手法を分散分析という．

　本章では，分散分析のうち，一元配置分散分析，二元配置分散分析，反復測定による分散分析，多重比較法について解説する．

　分散分析の解説を進めるにあたり，用語について説明する．比較したい事象において，観測データに影響を与えうる原因を要因（または因子）とよび，要因のなかの条件の違いを水準とよぶ．例えば，A病院とB病院の各患者10名について，握力を比較したいとする．この場合，データを収集した患者の性別に着目すると，性別が要因となる．要因のうち"男"か"女"を水準といい，この例では1要因2水準の一元配置分散分析を行うこととなる．さらに年齢の影響も見る場合，性別と年齢で2要因，年齢を"65歳未満"と"65歳以上，80歳未満"と"80歳以上"の3区分に分けた場合，3水準となるため，2要因2×3水準の二元配置分散分析を用いることとなる．一般に分散分析を行う場合に前提となる条件は，正規性，等分散性，独立性の3つが担保されていることである．正規性とは，観測した値が正規分布に従っているかどうか，を意味する．等分散性については，群間・群内の分散が等しいか（差があるとは言えないか），独立性とは，観測する値が他の値から影響を受けないかどうかを意味する．このような条件は分散分析に限ったことではなく，他の検定でも同様の条件を前提にすることが多い．分散分析は正規性と等分散性に対しては頑健だが，独立性に関しては頑健性が弱いため注意を要する．

　また，A病院内の患者10名について，リハビリテーションを行った前後の握力を比較する場合，測定結果を比較する対象が同じ人物であるため，反復測定分散分析を用いる．反復測定分散分析を行うためには，①データが正規分布していること，②分散が等しいこと，③全ての水準の組合せにおいて反復測定の回数が等しいこと，という条件を満たす必要がある．

リハビリテーションの分野においては，群間比較の差を求める際に分散分析が用いられることが多い．2要因2水準の群間比較においてt検定が行われている論文も散見されるが，本来は，二元配置分散分析を行うことが望ましい．

b. 検定の多重性の問題

3群以上を比較する際，2群間の検定を繰り返し行うことにより，検定の多重性の問題が生じる．多重性の問題とは，検定を繰り返すことにより，単独で検定を行った場合より第1種の過誤確率が大きくなることをいう．以下の例について考える．

例えば，病院A，病院B，病院Cの患者の握力を比較するために，平均の差の検定を行うとする．この場合の帰無仮説は，「全ての病院で握力の平均値に差がない」であり，対立仮説は，「いずれかの病院において握力の平均値に差がある」である．仮にこれを2群間の差の検定で示す場合，病院AとB，病院BとC，病院AとCの組合せで，3回の検定を行うこととなる．有意水準を5%としたとき，各検定において第1種の過誤が生じる確率は5%である．しかし，一連の検定で少なくとも1回判定を誤る確率（Familywise Error Rate：FWER）は，$1-(1-0.05)^3 \fallingdotseq 0.14$ となることを示している．これは，第1種の過誤が約14%生じうることを示しており，仮に検定を10回繰り返すと，$1-(1-0.05)^{10} \fallingdotseq 0.40$ となり，一連の検定で少なくとも1回の第1種の過誤が生じうる確率は40%に上昇する．このように有意水準を5%に設定していても，検定を繰り返すことによって，意図せず差がないものをあると誤って検出する確率はそれより大きくなる．また，区間推定についても同様の問題が起こり得ることから，多重比較に対応した同時信頼区間がある．

2 一元配置分散分析 (one-way ANOVA)

a. 一元配置分散分析とは

一元配置分散分析は，ひとつの要因に対して複数の群を比較する際，群間の平均値に差がみられ

表3-8 一元配置分散分析が適用可能な場合の数値例

患者	病院A	病院B	病院C
1	30.0	25.8	22.1
2	26.9	23.2	19.0
3	22.6	29.4	33.1
4	31.5	35.0	28.6
5	29.3	20.2	25.8
6	28.1	34.1	22.3
7	30.5	22.1	18.4
8	33.1	25.4	35.1
9	18.2	29.1	28.1
10	29.2	27.4	25.8
平均握力	27.9	27.2	25.8

るかどうかを検定する手法である．

たとえば，3つの病院（病院A，病院B，病院C）の患者各10名の握力を比較することを考える．表3-8は，病院を要因，3つの病院を水準とした，それぞれの握力の測定値と平均値である．要因は病院のみ（1要因）であるため，一元配置分散分析を用いる．この場合の帰無仮説と対立仮説は以下の通りである．

帰無仮説：「病院Aの患者の握力の平均値」と「病院Bの患者の握力の平均値」と「病院Cの患者の握力の平均値」が等しい

対立仮説：「病院Aの患者の握力の平均値」と「病院Bの患者の握力の平均値」と「病院Cの患者の握力の平均値」の少なくともひとつが異なる

検定結果において，対立仮説が棄却された場合（データの平均に差があることが示された場合），いずれかの群に差があることは示すことができるが，具体的にどの群間に差があるかを示すことはできないことに注意したい．

b. 一元配置分散分析の読み方・示し方

本節では，まず分散分析のなかでも比較的理解が容易な一元配置分散分析の読み方について，表3-9を例に説明する．前述したように，分散分析における平方和の分解という考え方をもとに説明すると，全体の平方和は，群間の平方和と群内の平方和に分けられる．表3-8のA病院，B病院，C病院の患者の握力に差がないかを検定した結果が表3-9である．生じた差（全平方和）には，各病院内で生じた差（群内の平方和）と病院間の差

表3-9 一元配置分散分析の結果

	平方和	自由度	平均平方	F値	p値
群間（水準間）	22.80	2	11.40	0.46	0.64
群内（残差）	671.00	27	24.85		
全体	693.80	29			

（※数値は例）

（群間の平方和）が含まれ，表3-9をみると，全平方和＝群内の平方和＋群間の平方和の関係が成立していることが理解できるであろう．この群間の平方和が群内の平方和よりも大きいか小さいかを検定するのが分散分析である．群間の平方和が群内の平方和よりも大きければ，統計的に有意となる．

平均平方とは，平方和を自由度で割った値で，母集団の分散の推定値である．一元配置分散分析は，繰り返し数（水準内での測定数）が異なっていても，計算が可能である．しかしながら，水準数が増えれば，群間の平方和も大きくなるため，頑健性は弱くなる．可能であれば，群間の水準数をそろえることが望ましい．

表3-9を見ると，群間の平方和が群内の平方和よりも小さく，群間の平方和を群内の平方和で割った値であるF値（F統計量）は1を下回っている．分散分析では，F値が最低でも1を上回らないと有意になることはない（その他，標本数や自由度によって有意となるF値は異なる．必要に応じてF分布表を参照されたい）．その結果として，仮に有意水準を0.05とした場合にp値はそれを上回っていることになる．よって，表3-9の結果から「群間に差があるとは言えない」という解釈をすることができる．

なお，もし表3-9で統計的に有意な差があった場合（p値が有意水準を下回っていた場合），帰無仮説を棄却し，対立仮説を採択して『「病院Aの患者の握力の平均値」と「病院Bの患者の握力の平均値」と「病院Cの患者の握力の平均値」の少なくともひとつが異なる』といえる．ただし，具体的にどの群に差があるか統計的仮説検定を用いて示すためには，検定の多重性を考慮したうえで，後述する多重比較検定を行う必要がある．

さて，一元配置分散分析はパラメトリック検定であり，各水準のデータの分散が等しいことを前提としている．データが正規分布から大きく外れている場合や，等分散性の仮定ができない場合はノンパラメトリック検定を用いることになる．その際，正規分布の仮定ができない場合はKruskal-Wallis検定が，等分散性の仮定ができない場合はGames-Howellの方法が用いられることが一般的である．それぞれの検定方法の詳細は他書に譲る．

なお，データの正規性を検定するための手段のひとつとしてShapiro-Wilk検定，データの等分散性を検定するための手段のひとつとしてLevene検定について前述したが，予備検定としてこれらの検定を繰り返すことにより，単独で検定を行った場合と比較して第1種の過誤確率が大きくなる．つまり，有意でないものも有意であると示す可能性が高くなるので，その解釈には注意したい．本書では可能な限り，このような予備検定は行わないことを推奨している（ただし，慣例的には予備検定が行われているのが現状である）．

3 二元配置分散分析（two-way factorial ANOVA）

a. 二元配置分散分析とは

二元配置分散分析は，パラメトリック検定であり，要因が2つある場合における3水準以上の平均値を検定する手法である．二元配置分散分析のノンパラメトリック検定に相当するものとして，Friedman検定がある．

たとえば，3つの病院（病院A，病院B，病院C）に入院中の患者における入院後期間（週数）の平均握力を比較したいとする．

表3-10は，病院A，病院B，病院Cに入院中の患者における，入院後1週，2週，3週目の握力を示したものである．二元配置分散分析は，このように病院と入院後週数といったように要因が2つある場合に用いる．二元配置分散分析の仮説は，それぞれの要因による効果と要因を組合せたときに起きる効果（交互作用）について検討する必要がある．

b. 交互作用

前述したように，二元配置分散分析において，それぞれの要因による効果と要因を組合せたときに起きる効果（交互作用）について検討する必要がある．もし二元配置分散分析の結果をみて，少なくとも1つの要因に有意差がある場合は，交互作用があるか確認する．交互作用とは，注目した2つの要因のうち一方の要因がもう一方の要因によってどのような影響を与えうるかという点に起因する．つまり，組合わされる要因によって現れる効果が異なるときに生じる（図3-1）．図3-1aにあるように，B要因がA要因の結果に影響を与えていない場合，交互作用は生じていない．図3-1bのように，B要因がA要因に影響を与え，それがA要因の結果を促進する場合，「相乗効果」が生じていることを示す．また図3-1cのように，B要因がA要因に影響を与え，それがA要因の結果と逆に働く場合，「相殺効果」が生じていると考えることができる．

ただし，実際には交互作用が生じていないにもかかわらず，交互作用が検出されることがある．この多くは実験または測定（データ収集）の順序に起因する習熟もしくは疲労によることが多く，実験または測定の順序を工夫すること（ランダムにするなど）でこれを防ぐことができる．詳しくは実験計画法の参考書を参照されたい．

〈病院の要因〉

帰無仮説：「病院Aの患者の握力の平均値」と「病院Bの患者の握力の平均値」と「病院Cの患者の握力の平均値」が等しい

対立仮説：少なくとも1つの病院において握力の平均値に差がある

〈入院週数の要因〉

帰無仮説：「入院後1週の患者の握力の平均値」と「入院後2週の患者の握力の平均値」と「入院後3週の患者の握力の平均値」が等しい

対立仮説：少なくとも1つの入院週数において握力の平均値に差がある

〈交互作用の要因〉

帰無仮説：「病院Aで入院後1週の患者の握力の平均値」と「病院Aで入院後2週の患者の握力の平均値」と「病院Aで入院後3週の患者の握力の平均値」と…「病院Cで入院後3週の患者の握力の平均値」が等しい

対立仮説：少なくとも1つの入院週数において握力の平均値に差がある

二元配置分散分析ではこの3種類を同時に検定する．ただし，一般に繰り返しのない二元配置分散分析では交互作用の検定は実施できない．交互作用は一方の要因から他方の要因への影響を表すものである．繰り返しのないデータの場合，反復測定がされていないことから，交互作用と誤差の違いを判断できないことが主な理由である．したがって，繰り返しのない二元配置分散分析は，交互作用がないことが明らかな場合にのみ用いるべきである．

表3-10 二元配置分散分析が適用可能な場合の数値例

病院名	患者	1週目	2週目	3週目
A病院	1	30.0	25.8	22.1
	2	26.9	23.2	19.0
	3	22.6	29.4	33.1
	4	31.5	35.0	28.6
	5	29.3	27.3	25.8
	6	28.1	34.1	34.1
	7	30.5	22.1	18.4
	8	33.1	33.1	35.1
	9	18.2	29.1	28.1
	10	29.2	27.4	25.8
B病院	11	25.8	25.8	22.1
	12	31.5	23.2	25.8
	13	22.6	29.2	33.1
	14	31.5	35.0	28.6
	15	29.3	20.2	25.8
	16	18.4	34.1	22.3
	17	30.5	33.1	27.4
	18	33.1	33.1	35.1
	19	28.1	29.1	28.1
	20	29.2	27.4	25.8
C病院	21	30.0	25.8	22.1
	22	26.9	31.5	19.0
	23	29.2	29.4	33.1
	24	31.5	35.0	28.6
	25	29.3	30.5	25.8
	26	28.1	33.1	31.5
	27	30.5	27.4	22.6
	28	33.1	29.2	31.5
	29	18.2	29.1	29.3
	30	29.2	29.2	25.8

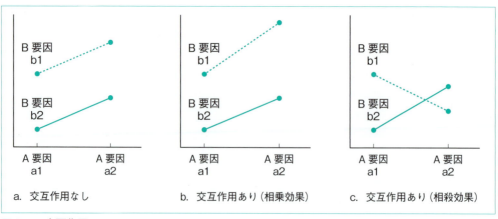

図3-1 交互作用

表3-11 二元配置分散分析の結果

	平方和	自由度	F値	p値
入院後期間	66.99	2	2.08	0.13
病院	6.38	2	0.11	0.90
病院×入院後期間	7.65	4	0.12	0.97

(※数値は例)

c. 二元配置分散分析の読み方・示し方

　それでは、以上のことを考えながら、二元配置分散分析の読み方を示していくことにする。表3-11は、3つの病院（病院A，病院B，病院C）に入院中の患者における入院後期間（週数）の握力の平均値を比較した二元配置分散分析の結果である。1行目、2行目はそれぞれの要因（入院後期間，病院）の結果を示している。交互作用については、「病院×入院後期間」の部分を確認する。もし、すべての要因と交互作用が有意であった場合は、前述したように要因の差を単純に解釈できない。交互作用が有意であった場合には、病院によって週数による握力の変化が異なる可能性など、さらに詳細な解析と考察を行った結果を基に解釈をすることになる。このように、二元配置分散分析の結果は、要因と交互作用の有意差の有無により検討事項が異なるため、以下の4つのどれに分類されるか確認し、必要に応じて4群の多重比較を行う必要がある。

①少なくとも1つの要因：有意差あり．交互作用項：有意差なし
②少なくとも1つの要因：有意差あり．交互作用項：有意差あり
③2要因の双方：有意差なし．交互作用項：有意差なし
④2要因の双方：有意差なし．交互作用項：有意差あり

　その他の解釈については、一元配置分散分析と同じであるため、ここでは割愛する。

4 反復測定分散分析（repeated measures ANOVA）

a. 反復測定分散分析とは

　同じ対象者に対して幾度かに分けて反復して測定した場合の分散分析を、反復測定分散分析とよぶ。反復測定分散分析は対応のある3水準以上の平均を比較するときに用いられる。Ⅱ「2群間の比較」で述べた2群間の差の検定に照らし合わせると、今までの一元・二元配置分散分析が、2標本t検定に相当し、反復測定分散分析は、対応のあるt検定に相当する。

　例えば、表3-12のように、同一人物に対し、入院後1回目、2回目、3回目の握力の数値を収集したデータをみると、「週」という1つの要因と、「同じ被検者」という反復測定の要因があることが分かる。このような場合の分散分析を、「反復測定による1要因の分散分析（または反復測定による一元配置分散分析）」という。群を分ける要因が2つ以上ある場合には、前述したように主効果だけでなく、交互作用があるかどうかもみなければいけないが、この場合は、1要因として検定

するため，交互作用の有無は分からない．

b. 反復測定分散分析の読み方・示し方

以上をふまえて，反復測定分散分析の読み方を解説する．まず，反復測定分散分析の結果の例を表3-13に示す．検定は，平方和の分解を用いている．要因の群間平方和が群内の平方和よりも大きいか小さいかを統計的に比べて検定する．このデータでは，入院後期間を要因Aとすると，群間（1回目，2回目，3回目）の平方和が，各群内（ここでは繰り返しのため個人）の平方和より大きいか小さいかを比べていることになる．もし，各群内の平方和よりも群間の平方和が大きければ，群間に差があるとみなす．表3-13では，p=0.63と統計的に有意な差をみとめない結果となった．平方和をみると，群内の平方和よりも群間の平方和のほうが小さくなっていることが分かり，群間に有意な差はみとめない結果となっていることが理解できるであろう．

分散分析は，データの等分散性を仮定し検定を行っている．データが等分散であるかの確認は，検定を用いる方法と観察による判断との2つがある．反復測定分散分析の場合，球面性の仮定の下で，Mauchlyの球面性検定を用いる．

球面性の仮定とは，同一被検者内の水準間の差の分散がどの水準でも同じになるという仮定のことで，反復でない分散分析の等分散性とは微妙に意味が異なる．球面性検定を行う場合の帰無仮説と対立仮説は以下になる．

　帰無仮説：水準間は等分散である
　対立仮説：水準間は等分散ではない

表3-14は球面性の検定の結果である．結果のp値をみて，球面性（等分散性）を判断する．結果を解釈するうえで注意したい点は，対立仮説が「水準間は等分散である」であるため，p値が有意でない（一般的にはp≧0.05）場合に，等分散性が「等分散ではないとはいえない」と判断する点である．

等分散性が仮定できないときには，Greenhouse-Gesserのε修正，Huynh-Feldtのε修正，またはεの理論的な下限値の結果を参照にするなどの方法がある．それぞれの詳細な方法と解釈は他書に譲るが，いずれにしても既に述べているよ

表3-12 反復測定分散分析が適用可能な場合の数値例

患者	1回目	2回目	3回目
1	30.0	25.8	22.1
2	26.9	23.2	19.0
3	22.6	29.4	33.1
4	31.5	35.0	28.6
5	29.3	20.2	25.8
6	28.1	34.1	22.3
7	30.5	22.1	18.4
8	33.1	25.4	35.1
9	18.2	29.1	28.1
10	29.2	27.4	25.8

表3-13 反復測定分散分析の結果

	平方和	自由度	平均平方	F値	p値
期間	22.80	2	11.40	0.47	0.63
期間×個人	436.46	18	26.06		

（※数値は例）

表3-14 球面性検定の結果

対象者内効果	MauchlyのW	近似χ^2	自由度	p値
握力	0.95	0.35	2	0.83

（※数値は例）

うに検定を重ねることで多重性の問題が発生することに注意が必要である．等分散性の検定，反復測定分散分析，さらには水準間のどこに差があるか確認する多重比較検定を繰り返すことで，第1種の過誤確率が大きくなる．

5 多重比較検定

a. 多重比較検定とは

分散分析に有意差がみられた場合，いずれかの群が有意に異なっていたことを示すことができるが，"どの群が有意であったか"を示すことはできない．そこで，どの群が有意であったかを知るためには多重比較検定が用いられる．分散分析を実施し，有意であった場合に多重比較検定を行うという手順もあるが，この場合，検定の多重性の問題が生じる．多くの多重比較法は分散分析と異なった統計量を使用しており，分散分析では有意な差を認めないが，多重比較では有意な差を認め

表3-15 多重比較法（一部）の手法と特徴

【パラメトリック検定】
Tukeyの方法
・すべての群間（水準間）の差を比較するための方法である ・データの等分散性が保たれる必要がある ・検出力が高い ・各群のデータ数（繰り返し数）が同じデータのみ扱うことができる（繰り返し数が異なる場合は，Tukey-Kramer法を用いる）
Bonferroniの方法
・多重比較検定を行った際に実質の有意水準が大きくなることを回避できる ・検定全体の有意水準を検定回数で割った値を有意水準とする 　（3回の検定を行う場合，0.05/3≒0.016を有意水準とする） ・有意水準を操作するだけなので，あらゆる検定法に対して応用できるという利点がある ・検定回数が多い場合，分母が大きくなるため，有意水準が過少評価され，検出力が下がる（有意差が出にくくなる）欠点がある ・検定回数が多い場合に生じる問題を改良したものとして，Holmの方法やShafferの方法がある ・群（水準）が少ない場合，Tukey法やDunnett法より検出力が高くなる傾向がある
Dunnettの方法
・パラメトリック検定であるが，等分散性が保たれていなくても使用可能である ・1つの対照群に対し，複数の介入群を比較することができる ・対照群と介入群の間のみに着目した検定であって，複数の処理群どうしの差をみる場合にはTukeyの方法かScheffeの方法を使う ・対照群と介入群のみに注目しているため，検出力は高くなる
【ノンパラメトリック検定】
Steel-Dwassの方法
・Tukeyの法のノンパラメトリック検定版である ・すべての群の比較（対比較）を同時に検定するための方法である
【分散分析と同様の統計量（F統計量）を用いている検定】
Scheffeの方法
・対比較を行うときにも利用されるが，線形対比による多重比較も行える 　例えば，健常群，疾患A群，疾患B群とわけたときに，3群の握力の値に差があるかをみるのが対比較である．それに対し，線形対比とは，疾患群をまとめ，健常群と疾患群（疾患A群＋疾患B群）の2群として差をみたい場合の比較である． ・F統計量（分散分析と同様の統計量）を用いるため，分散分析との結果が一致する 　前述したように，分散分析後に多重比較を行うと，どちらかの検定では有意差をみとめないなど，結果が一致しない場合がある．Scheffeの方法は，分散分析と同様の統計量を用いているため，この問題が生じにくい． ・欠点としては，他の手法に比べて検出力が低く，検定結果が有意になりにくい ・等分散性が保たれていなくても使用可能である
Games-Howellの方法
・すべての群間の（水準間）の差を比較するための方法である ・F統計量（分散分析と同様の統計量）を用いるため，分散分析との結果が一致する ・等分散性が保たれていない場合にも使用できる ・正規性，等分散性などに対して頑健だが，検出力が低い ・各群（水準）のデータが小さいと結果が不安定になる

るなど，矛盾が生じ，判断がつかないこともありうる．そのため，分散分析後に多重比較を行っているデータを解釈する場合には，有意水準が適切に制御されていることを確認する必要がある．また，分散分析を行わず，（分散分析で用いるのと同じ）F統計量を利用した検定を直接行う方法が用いられることもある．

多重比較法にはさまざまな方法があり，データの特性によって用いる統計手法は異なる．結果を解釈するうえでは，統計手法の特徴を把握したうえで，研究の仮説や利用した検定の帰無仮説と対立仮説を検討し，適切な解析が行われているか判断する必要がある．

表3-15に一部の多重比較法の手法と特徴を紹介する．

多重比較法には，上記にあげた方法以外にもさまざまな方法がある．モデルの選択に関する見解はさまざまであるが，検定の多重性が引き起こす問題の本質を理解したうえで各々の手法の特徴を把握し，データに応じた手法の選択を心がけたい．

Ⅳ. 相関分析

藤本修平

1 相関係数とは

2つの変数群において，一方の値が変化するとき，もう一方の値も変化（増加または減少）する関係のことを相関関係という．例えば，20名分の関節可動域と筋力のデータを調べ，この2つの変数間に何らかの関係がみられた場合「関節可動域と筋力は相関関係にある」と言うことができる．また，相関関係の程度を示した数値を相関係数といい，−1以上1以下の範囲の値をとる．相関係数は，2種類の量的変数の線形関係を示す指標としてよく用いられるため，その数値のもつ意味や読み取る際の注意点について理解しておく必要がある．

2 さまざまな相関関係

2変数の相関関係を捉えるには，まず，散布図を描いてデータをよく観察し，データがもつ傾向や特徴を確認する必要がある．散布図とは，平面上に2変数の値の組合せを打点した図である（図3-2）．図3-2Aのように，一方の変数が大きくなると他方も大きくなるような関係を「正の相関関係」があるといい，逆に，図3-2Bのように，一方の変数が大きくなると他方が小さくなる関係を「負の相関関係」があるという．図3-2Cのように，正や負の相関関係がなくパターンが見られない場合は「相関があるとは言えない」といい，無相関と言われることもある．

ここで注意したいのは，散布図や相関係数によって無相関と判断できる場合の結果の取扱いである．一見無相関にみえる散布図でも属性に分けて（層別と表現することもある）観察すると相関関係がみえることがあり，逆に，何かしらの相関関係があったとしても属性に分けて観察すると，無相関であることもありえる．具体例を図3-3に示す．

図3-3aは，無相関または負の相関関係があるようにみえて，実は属性に分けて分類すると点線で囲んだように正の相関関係がある2つの属性のデータが含まれているという例で，図3-3bは，正の相関関係があるようにみえるが，点線で示すように無相関の2種類の属性のデータが含まれている例である．図3-3cは，結果としては無相関であるがデータが線形ではなく2次曲線様であり，さらに正の相関関係と負の相関関係である2つの属性が互いに打ち消し合っている．このように，相関関係を相関係数のみで判断してしまうと誤った解釈をしてしまうことがあるため，分析にあたって，まず散布図を描いて確認することが重要である．

3 共分散（Covariance；Cov）

2組の対応するデータ（ここではxとyとする）間の関係を表す数値を共分散という．分散はデータとそのデータの平均の差を合計したものである．偏差とは，実測値から平均値を引いた値で，共分散S_{xy}は，式3-5 に示す通り，2つの変数の偏差の積を計算し，その平均を求めた値である（偏差積和をデータ総数で割った値と表現されることもある）．

$$S_{xy} = \frac{1}{n}\sum_{i=1}^{n}(x_i-\bar{x})(y_i-\bar{y}) \quad \text{式3-5}$$

nはデータの総数，x_iとy_iはそれぞれの実測値，$\bar{x}$と$\bar{y}$はそれぞれの平均値を表し，Σは総和

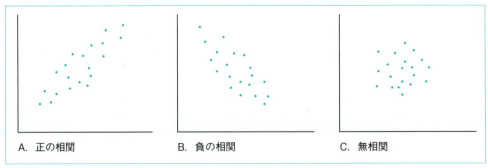

図3-2 散布図〔相関係数 (r) は例〕
A. 正の相関関係：一方が増加すると，他方も増加する関係 (r = 0.8)
B. 負の相関関係：一方が減少すると，他方が減少する関係 (r = −0.8)
C. 無相関：正や負の相関が見られず，打点に一定のパターンが見られないもの (r = 0.1)

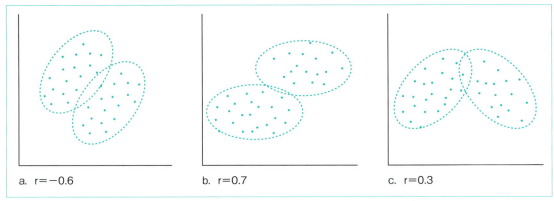

図3-3 相関関係の注意点〔相関係数 (r) は例〕

を示す．この式で偏差は，$(x_i - \bar{x})$，$(y_i - \bar{y})$ の部分になり，偏差の積の平均を求めていることが分かるだろう．

共分散は，単位によって計算結果が異なる．例えば，握力と体重の共分散を調べたとき，握力や体重の単位がkgの場合とgの場合では共分散は大きく異なる．そのため，共分散の値だけで関係性を判断することは困難である．

4 相関係数

共分散のように単位によって値が変動しない指標として，ピアソンの積率相関係数r（以下，相関係数r）がある．相関係数は，共分散を2変量それぞれの標準偏差で割って求めることができる．2変量 (x, y) の相関係数を求めるためには，まずx

とyの標準偏差をそれぞれ求める（式3-6，3-7）．

$$S_x = \sqrt{\frac{1}{n} \sum_{i=1}^{n} (x_i - \bar{x})^2}$$ ……… 式3-6

$$S_y = \sqrt{\frac{1}{n} \sum_{i=1}^{n} (y_i - \bar{y})^2}$$ ……… 式3-7

そして，相関係数rは 式3-8 を用いて求めることができる．

S_{xy} はxとyの共分散，S_x はx，S_y はyの標準偏差であるから，相関係数rは共分散を2変量の標準偏差で割ることで求められることが分かる．

$$r_{xy} = \frac{S_{xy}}{S_x \cdot S_y}$$ ……… 式3-8

表3-16 相関の強さ

相関係数	相関の強さ
±0-0.2	ほとんど相関なし
±0.2-0.4	弱い（正の/負の）相関あり
±0.4-0.7	中等度の（正の/負の）相関あり
±0.7-1.0	強い（正の/負の）相関あり

また，式3-8 に 式3-5，3-6，3-7 の値を代入すると，式3-9 が導ける．

$$r_{xy} = \frac{\frac{1}{n}\sum_{i=1}^{n}(x_i-\bar{x})(y_i-\bar{y})}{\sqrt{\frac{1}{n}\sum_{i=1}^{n}(x_i-\bar{x})^2}\sqrt{\frac{1}{n}\sum_{i=1}^{n}(y_i-\bar{y})^2}}$$

······· 式3-9

なお，今回は共分散や標準偏差をSとして表記しているが，書籍によっては，平方和を大文字のS（Sum of Squares），分散をV（Variance），C，Cov，標本標準偏差を小文字のsやσ，SD（standard Deviation），$\sqrt{V}$として表記しているものもある．参考書を読む際には，それが何を示した指標であるか，文字だけでなく，式や本文の内容を含めてよく確認する必要がある．

相関係数は-1以上1以下の値をとる．相関係数の強さは，慣例的に表3-16のように分類されることが多いが，明確な基準はないため，あくまで参考値として捉えることが望ましい．相関係数は，変数同士の線形関係の強さを示すため，"互いに関係している（線形関係がある）"以上のことは言えず，相関係数をもって因果関係を論じることはできない．なお，相関係数は線型性が保証されていないデータに対して頑健ではない．例として，表3-17および図3-4にAnscombe's quartet（アンスコムの数値例）を示す．表3-17を見ると，いずれの例も平均値標本の分散，相関係数はほぼ同じである．しかしながら，図3-4に目を移すと，全く異なる散布図が見て取れる．このように，相関係数は一意的な解釈ができるものではなく，散布図で線形性を確認し適用することが重要である．相関係数が指標として役に立つのは図3-4においてはⅠのみである．

ピアソンの積率相関を用いることができるのは，収集したデータが正規分布に従うときである．データの分布が極端に偏っていたり，連続変数ではなく，順序尺度を用いた変数である場合は，ノンパラメトリックな指標であるスピアマンの順位相関係数ρを用いる．

5 疑似相関

疑似相関とは，見かけ上2変数に相関関係があるが，実は第3の変数の影響があり，その影響を除くと相関関係が小さくなるまたは無くなることをいう．疑似相関は非常に気付きにくく，そもそも疑似相関が生じている可能性のある変数について，その値が得られていないことも少なくない．そのため，相関係数を用いる際はその他の変数も含めて注意深く観察し，臨床的な知見と併せて解釈をすることが重要である．

ところで，疑似相関の程度を表す値として，偏相関係数がある．偏相関係数は，3つの変数に対して，1つの変数の影響を除いた他の2つの変数の相関係数を求めるものである．例えば，1日の食事量，年齢，体重の関係について，体重と年齢の関連を調べたいとする．年齢と体重，1日の食事量と年齢，1日の食事量と体重について，2変量で相関分析を行い図3-5aのような相関関係が認められた．しかし，年齢と体重には本当に相関があるのか疑わしいため1日の食事量の影響を取り除いた年齢と体重の関係をさらに確認したところ，図3-5bのような結果となった．結果から，1日の食事量が制御変数となり，偏相関係数（図3-5b）＜相関係数（図3-5a）となっていることが分かる．これは年齢と体重の間に疑似相関の関係があったと解釈できる．

偏相関係数の求め方はさほど難しくない．zを影響を取り除きたい変数（制御変数）とすると，式3-10 を用いればzの影響を除いたxとyの相関関係を計算することができる．図3-5bに示す値は図3-5aの各値を 式3-10 に代入して計算したものである．

表3-17　Anscombe's quartet（アンスコムの数値例）

I		II		III		IV	
X1	Y1	X2	Y2	X3	Y3	X4	Y4
10	8.04	10	9.14	10	7.46	8	6.58
8	6.95	8	8.14	8	6.77	8	5.76
13	7.58	13	8.74	13	12.74	8	7.71
9	8.81	9	8.77	9	7.11	8	8.84
11	8.33	11	9.26	11	7.81	8	8.47
14	9.96	14	8.10	14	8.84	8	7.04
6	7.24	6	6.13	6	6.08	8	5.25
4	4.26	4	3.10	4	5.39	19	12.50
12	10.84	12	9.13	12	8.15	8	5.56
7	4.82	7	7.26	7	6.42	8	7.91
5	5.68	5	4.74	5	5.73	8	6.89
平均	9	7.50	9	7.50	9	7.50	9	7.50
標本分散	11	4.127	11	4.128	11	4.123	11	4.123
相関係数	0.816		0.816		0.816		0.817	

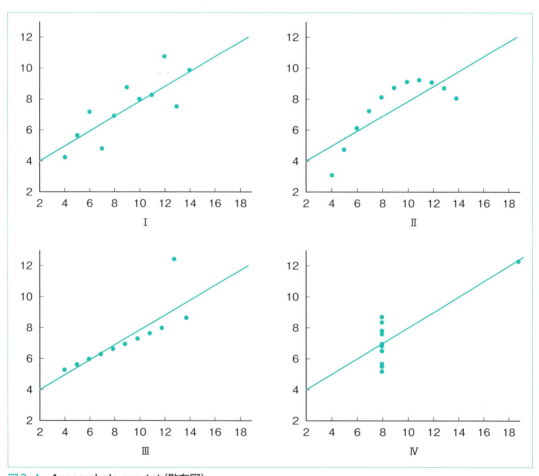

図3-4　Anscombe's quartet（散布図）

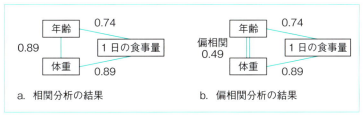

a. 相関分析の結果　　　b. 偏相関分析の結果

図3-5　疑似相関の例

$$r_{xy \cdot z} = \frac{r_{xy} - r_{yz} r_{xz}}{\sqrt{1 - r_{yz}^2} \sqrt{1 - r_{xz}^2}} \quad \text{式3-10}$$

6 相関係数の読み方・示し方

以上をふまえて，相関係数に関する読み方・示し方を解説する．あるグループの年齢と体重を計測したとする（表3-18）．年齢と体重の相関分析を行った結果を図3-6，表3-19に示す．表3-19のrが相関係数である．95％信頼区間が0をまたいでいない場合，有意となる．前述したように相関係数によって，慣例的に相関の強さが示される（表3-16）．今回は，相関係数0.89であるため強い相関があると解釈することができる．なお，相関分析の帰無仮説は「2変量の相関係数が0である」，対立仮説は「2変量の相関係数は0ではない」である．もし帰無仮説が棄却され，対立仮説が採択された場合，あくまで「2変量の相関係数は0ではない」ことがいえるのであって，「相関関係が強い（または弱い）」という点には言及できない．すなわち，検定の結果が有意であったとしても相関係数は非常に小さい場合もあれば，大きな場合もあり，検定結果のみを根拠に結果を解釈することは行ってはならない．

表3-18　年齢と体重の計測結果

対象	年齢（歳）	身長（cm）
1	10	20
2	16	40
3	22	40
4	25	55
5	28	45
6	30	48
7	30	52
8	31	48
9	45	55
10	48	61
11	51	65
12	59	65

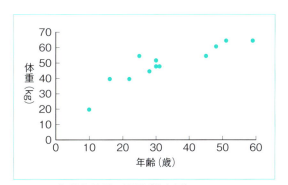

図3-6　年齢と体重の関係（散布図）

表3-19　相関分析の結果

t値	自由度	r；相関係数	95％信頼区間
6.34	10	0.89	0.65-0.97

V. 重回帰分析

藤本修平

Ⅱ「2群間の比較」(p79～81)とⅢ「分散分析」(p82～88)では，群内あるいは群間の差を検証するための方法であるt検定，分散分析について解説してきた．次に解説する重回帰分析は，多変量解析のひとつであり，作業療法学分野の論文においてもしばしば出会う統計的手法である．例えば退院時の日常生活動作能力を予測するために，入院時に得られた身体機能のうちどのような変数を用いればよいかといったことを検証する場合に用いられる．本節では主題が重回帰分析であるが，まず大枠である回帰分析について説明したのち，本題に入ることとする．

1 回帰分析とは

回帰分析とは，回帰式とよばれる方程式を用いて1つ以上の変数から結果となる変数を予測したり，目的変数に対する説明変数の影響の度合いを分析する手法である．初学者にとっては中学校の数学で学習した，$Y = aX + b$（a：係数，b：切片）という式がなじみ深いのではないだろうか．上式は回帰式の一種であり，この時のYを目的変数（または従属変数），Xを説明変数（または独立変数）とよぶ．もちろん，この式のみを回帰式とよぶわけではないが，回帰分析は，このような回帰式を用いて説明変数と目的変数の関連性を分析する手法である．

回帰分析は大きく2つの分析方法に分けられる．1つは2変数を用いる単回帰分析で，$Y = aX + b$のように2つの変数の関係を分析する方法である．もう1つは3変数以上を用いる多変量の回帰分析で，これは1つの変数を説明するために複数の変数の関連を分析する方法であり，例えば重回帰分析，多重ロジスティック回帰分析，Cox回帰分析などがあげられる．たとえば，多変量の回帰分析ではY = $a_1X_1 + a_2X_2 + \cdots + a_nX_n + \varepsilon$といったように複数の説明変数によって目的変数Yを説明することになる．なお，本来の回帰式はY = $aX + b + \varepsilon$ n形で，εは残差を示すが，本書では理解を進めるためにεを割愛した式を紹介している．残差とは，予測された回帰式と実際のデータとの差のことをいう．詳細な説明は他書に譲る．

2 重回帰分析とは

重回帰分析は，複数ある説明変数と目的変数の関連性を分析する手法である．目的変数も説明変数も比例・間隔尺度であることが一応の条件ではあるが，説明変数については順序尺度や名義尺度であっても林の数量化理論などに基づいて説明変数の設定を工夫することで分析することは可能になる．一般的に重回帰分析で用いる回帰式は，式3-11 のようになる．単回帰分析で説明した回帰式と説明変数の数が異なることにすぐに気づくことができるだろう．

$Y = a_1X_1 + a_2X_2 + \cdots\cdots + a_3X_3 + \cdots + b$　 式3-11
（X：説明変数，Y：目的変数，
　a：偏回帰係数，b：定数）

重回帰分析では，説明変数の係数を偏回帰係数とよぶ．偏回帰係数は回帰式を構成するものであるが，実際に目的変数に対してどの説明変数が大きく関連しているかを直接知る指標にはならない．その理由は，説明変数の性質，とりわけ単位によって取りうる値が変化するためであり，単位の異なる値を単純に比較することはできない．

一方，偏回帰係数を比較することができるよう

に標準化した指標として，標準偏回帰係数がある．どの説明変数が目的変数に大きく関連しているかといった説明変数間の影響の大きさの比較を行いたい場合には，この標準偏回帰係数を検討することが望ましい．標準偏回帰係数は，変数ごとに平均0，標準偏差を1に標準化した偏回帰係数である．標準偏回帰係数は説明変数が1つの場合は−1以上1以下の値をとるが，2つ以上になると−1未満や1を超える値をとる場合もある．いずれの場合も値が0から離れれば離れるほど関連の度合いが大きいことを意味する．

ところで，重回帰分析を行う目的は，回帰式を用いることによって「ある変数から結果が予測できるか」もしくは，「どのような説明変数が目的変数に影響するか」といった疑問に対して一定の解を示すことである．後者は標準偏回帰係数を用いる方法をすでに説明しているので，ここでは，前者の精度の高い予測について詳しく取り上げる．

極端な例を出すと，影響力が小さくても目的変数に関連しそうな説明変数を多数含んだ回帰式を作成することで，見かけ上の精度を上げた回帰式を作ることは可能である．しかし，説明変数の数が多数ある回帰式を作成して予測に利用するということは，それらの変数を測定できなければ予測値を示せないことを意味する．さらに，説明変数が多くなればなるほど，また，取得することが困難な変数が多いほど臨床現場での利用価値は低くなる．目的変数にほとんど関連しないような説明変数であっても，それを回帰式に含むことで，目的変数の値の予測精度はわずかながら高くなることもありえるが，それに対して式の複雑性が増すことを考えると，その変数を回帰式に加えることに意味はないかもしれない．確かに回帰式の精度の高さは回帰分析において確かに重要な要素ではあるが，説明変数が多すぎると実用性が低下するため，精度と実用性のバランスがより重要になる．そこで，最適な回帰モデル（回帰式）を作るうえで目的変数に対して関連の大きな説明変数を選択的に抽出するために，変数選択法とよばれるいくつかの方法が利用されている．

なお，重回帰分析はデータベースを用いた研究など，緻密な実験計画に基づいて取得されたわけではない観測データの分析にも利用される．この場合，これから述べる変数の選択や解析後の解釈には実験で得たデータを扱う時以上に慎重な検討が必要であることを添えておきたい．

3 変数選択法

変数選択法は，目的変数に対して大きく関連する説明変数の組合せを抽出するために行う方法である．強制投入法，変数増加法，変数減少法，ステップワイズ法（変数増減法）などが用いられる．このなかで特によく利用される方法はステップワイズ法であるが，目的に合わせて変数選択法を使い分ける必要があり，実際の研究では，強制投入法で必要な変数を投入したうえで，残りの変数をステップワイズ法で選択していくという手順が取られることもある．それぞれの選択法について表3-20に概説する．

これらの変数選択法における主要な選択基準は，①p値，②赤池情報量規準（Akaike's Information Criterion；AIC），③ベイズ情報量規準（Bayesian information criterion；BIC），の3つがある．①p値は，変数の投入基準や除外基準が解析者に委ねられることもあり，近年ではあまり使用されない傾向にある．②AICは予測精度を最適化したモデルを想定する方法である．それに対し，③BICは事後確率の比較に基づいて計算され，真のモデルを選択する確率を最適化したモデルを想定している．それぞれの特徴を表3-21に詳述するが，いずれの手法を用いる場合でも，値が最小のものを選択するのが原則である．ただし，基準によって選択される変数が異なることがあるため，適用する選択基準を決定する際にはそれぞれの特性を理解しておくことが必要になる．

ここまで述べたような変数選択法と選択基準により，最適な回帰モデルを構成するための説明変数を抽出する．しかし，臨床上の知見などから「この変数は確実に交絡因子であると考えられるから，目的変数と説明変数の関連性の強さに影響する可能性がある」と考えられる変数については，交絡因子の影響を除いた目的変数と説明変数の関

表3-20 変数選択法

強制投入法	想定しているすべての説明変数を使用して検証する方法である．説明変数と目的変数の関連について明確な仮説を持っている場合に使用されることが多い．また前述のように，一部の説明変数を強制投入し，その後に後述する他の変数選択法を併用する方法も用いられることがある．
変数増加法	目的変数と関連性の高い順に説明変数を重回帰式に加え回帰分析を繰り返していくという方法である．この際，あらかじめ決めた取り込み基準を満たした時点で変数の取り込みを終了し，結果とする．
変数減少法	すべての説明変数を回帰式に加え，そこから説明変数のなかで目的変数と最も弱い関連の変数を除外していくことを繰り返す方法である．除外終了の基準を満たした時点で変数の除外を終了し，結果とする．
ステップワイズ法	変数増加法と変数減少法を組合せた方法で，変数増減法ともよばれる．最初は変数増加法と同様に変数を加えていくことになるが，その後は説明変数を1つ加えるごとに，変数減少法と同様に除外する基準を満たすか判断し(AICやBICを用いる場合，値を最小化する組合せを探索する)，その作業を繰り返すことで結果を得る．多変量解析のなかでは頻繁に利用される手法である．

表3-21 変数選択法における主要な選択基準

①p値
・投入基準や除外基準は解析者に委ねられる（特に除外基準は慣習的に使われる値である0.05を用いず，0.1などが用いられることも多い）
・F統計量をもとにp値が計算される
・推測統計学的手法である検定であり，変数選択に用いるのは適さないという指摘がある
・サンプルサイズの影響を受けやすく，サンプルサイズが大きい場合は関係の弱い変数も取り込んでしまう
②赤池情報量規準（Akaike's Information Criterion；AIC）
・予測精度を最適化したモデルを想定する
・絶対的な基準値が存在せず（そのため「規準」と表記される），値を最小化させるように変数選択を行う
・標本サイズを無限と仮定して導出しているため，小サンプルサイズでは仮定が成立せず，最適解が得られない可能性がある
③ベイズ情報量規準：（Bayesian information criterion；BIC）
・事後確率の比較に基づいて値が計算される
・真のモデルを選択する確率を最適化したモデルを想定する
・絶対的な基準値が存在せず（AIC同様に「規準」と表記される），値を最小化させるように変数選択を行う
・サンプルサイズが大きくなることでモデルが安定することが多い

連性についてより詳しく状況を知るために，当該変数を回帰式に強制投入することが必要な場合もあることに注意したい．

なお，回帰式に入れる変数の選択は，目的変数と説明変数の相関係数を事前に確認し「相関係数の低いものはあらかじめ強制的に外す」ことも検討すべきである．ただし，この場合は検定を複数回行うことになるため，p83で解説した検定の多重性に注意する必要がある．

4 回帰式の適合度

変数選択法により説明変数が選択され，回帰式が作成されたとする．しかし，その回帰式はどの程度精度の高いものであるかは分からない．その判断指標として考えられているものが，決定係数R^2とよばれる指標である．

まずは 式3-12 をご覧いただきたい．

$$退院時FIM = 0.5 × 入院時バランス能力 + 2.2 × 入院時MMSE + 3 \quad \text{式3-12}$$

$$\begin{pmatrix} FIM；Functional\ Independence\ Measure \\ MMSE；Mini\ Mental\ State\ Examination \end{pmatrix}$$

このような式が仮に得られたとする．この回帰式は測定した症例全体のデータから得られた予測値であり，例えばある一症例について入院時バランス能力，MMSEの値を代入した時に，その症例の退院時FIMと完全に一致するということを

意味しない．実際は，予測値と実測値にはかなりの確率でズレが生じる．その予測値と実測値の関連性を示す指標（正確には，予測値と実測値の相関係数である重相関係数の2乗）が，決定係数であり，寄与率とよばれることもある．決定係数は目的変数の変動のうち，回帰直線で説明できる割合を示したもので，0以上1以下の間の値をとり，1に近づくほど精度が高いということになる．決定係数についてもいくつ以上が良いという明確な基準はない．

また，この決定係数は予測する際の説明変数の数が増加すると1に近づいてしまうという特性をもつことから，その影響を考慮した指標として自由度調整済み決定係数（自由度修正済み決定係数，自由度調整済みR^2）がある．

ところで，「決定係数が高い場合，外的妥当性（外部妥当性）が高い」と誤解している読者は多いかもしれない．しかし，決定係数はあくまでも手元にあるデータをもとに作成された回帰式の予測精度であるから，決定係数のみを根拠に外的妥当性について議論することはできないことに注意したい．

回帰式の妥当性，すなわち得られた回帰式で目的変数を十分に説明しているか，といった視点については別のデータを用いて検証を行うか，ダービン・ワトソン比を確認すると良い．ダービン・ワトソン比は説明変数や標本数によっても異なるが，概ね2から大きく離れた値をとる場合，重要な説明変数が回帰式から抜けている可能性を疑う必要がある．

5 多重共線性

回帰式を作る際に重要な確認事項がある．それは多重共線性とよばれるもので，英訳であるMulticollinearityから"マルチコ"または"マルチコ現象"とよばれることもある．

多重共線性は，説明変数間の関連性が高いこと，すなわち変数同士の**相関係数が大きいこと**を示す．関連性が高い説明変数を同時に回帰式に加えると以下に示すような現象が起こり，回帰係数に関する解釈が困難になることから，注意が必要である．

- 回帰係数の符号が本来の符号と逆転する
- 決定係数が大きくなる
- 係数の標準誤差が大きくなる
- 有意でない説明変数が有意になったり，有意な説明変数が有意でなくなったりする

など

多重共線性を確認する方法としてよく知られているものは，説明変数間の相関係数，分散拡大要因（Variance Inflation Factor；VIF），強制投入法の結果と採用した変数選択法の結果の相違があり，これらを丁寧に確認することが重要である．VIFについてはその値が10以上の場合に，多重共線性がある可能性が高いという判断基準が用いられることが多い．

相関係数の確認では，「相関係数が0.9以上であれば多重共線性の問題がある」といった記述が散見されるが，相関係数のみを判断基準として用いることは適切とは言い難い．確かに相関係数が大きい場合は多重共線性の問題が生じている可能性が高いと考えられるが，相関係数が小さくても，多重共線性が生じないとは限らない．そのため，相関係数のみを根拠として多重共線性の存在を判断せずに，必ず実際の回帰式の係数などの他の判断材料と併せて確認することが重要である．多重共線性の問題への対処は，相関係数の高い説明変数のうちのいずれかを回帰式から外す方法が一般的である．また，これまで紹介してきた他の手法同様，さまざまな要素を総合的に判断して，各々の研究目的に合った適切な手法を活用することが，重回帰分析を行ううえで最も重要であることを覚えておきたい．

6 論文の読み方と示し方

それでは以上をふまえて，重回帰分析を用いた論文の読み方を示していくこととする．

まず確認するべきことは，サンプルサイズ，必要なサンプルサイズの計算方法とその根拠，各変

表3-22 重回帰分析の結果例

モデル	非標準化係数	標準誤差	標準化係数（β）	t値	p値
定数	−40.22	102.81		−0.23	0.71
説明変数A	3.62	8.15	0.715	4.81	0.021
説明変数B	10.37	11.66	0.428	2.62	0.045

$\alpha=0.05$, $R^2=0.56$, 自由度調整済み$R^2=0.51$ （※数値は例）

数の記述統計量（平均，標準偏差など）である．これらの統計量から得られる情報は，集団としてどのような傾向や特性があるか，またサンプルサイズは十分であったかという点である．サンプルサイズが十分であったかという点についてはさまざまな議論があり，専門家の間では，少なくとも説明変数の数の10倍以上であれば問題ないという考え方が比較的主流である[1]．しかし，それでは少ないと考える専門家もおり[2]，一定した結論は得られていない．

次に，重回帰分析を行うにあたって用いられた方法を確認する．確認事項としては投入もしくは除外する変数の決定方法（目的変数と説明変数の関係が明らかに弱いものは除外するなど）と変数選択基準，多重共線性の確認方法と，生じている場合の対処方法（例：相関係数が高いものを除いたなど）などがあり，それらをふまえたうえで，結果を見ることになる．近年の論文でこれらが記載されていないことはほぼないと考えられるが，仮に記載がない場合はその取り扱いには注意が必要である．

上記の確認事項をふまえたうえで，結果を確認することになる．例として，表3-22をご覧いただきたい．これは，重回帰分析の結果としてよく論文内で見られる形式である．注目するところは以下の通りである．
・分散分析の結果
・有意な説明変数
・非標準化係数
・標準化係数（標準偏回帰係数）
・自由度調整済み決定係数R^2

表3-22の結果から，まず分散分析の結果が有意であるため重回帰分析表の解釈に移る（もしここで分散分析の結果が有意でない場合，示されたモデルは意味のあるものではないという解釈になる．しかし，有意であったとしても臨床上意味のあるものかは別の議論である）．次に，目的変数を予測する回帰式に説明変数を投入すると式3-13のようになる．

$$目的変数 = 3.62 \times 説明変数A + 10.37 \times 説明変数B - 40.22 \quad \text{式3-13}$$

標準化係数を見ると，説明変数Aで0.715，説明変数Bで0.428と記載されていることから，説明変数Bよりも説明変数Aのほうが目的変数に与える影響が大きいことが分かる．最後に自由度調整済みR^2を確認し，0.51という値から回帰式の精度はある程度高いという解釈ができる．さらに，前述したようにダービン・ワトソン比を確認することで結果のモデルは有用であるという判断もできる．

文献

1) Hair JF Jr, et al.：Multivariate data analysis 5th ed. Prentice Hall, 1998.
2) Arrindel WA, Ende van der J：An Empirical test of the utility of the observations-to-variables ratio in factor and components analysis. *Applied Psychological Measurement*, **9**：165-178, 1985.

Ⅵ. 多重ロジスティック回帰分析

藤本修平

1 多重ロジスティック回帰分析とは

　多重ロジスティック回帰分析とは，ロジスティック回帰式とよばれる回帰式を用いて1つ以上の変数から結果となる変数を予測したり，目的変数に対する説明変数の影響の度合いを分析する手法である．重回帰分析と異なる点は，回帰式の推定に用いる目的変数が2値型であることである．2値型のデータというのは，例えば疾患発生の有無，転倒の有無，機能改善の有無，転帰（在宅か施設か）といったもので，一般的には「あり」を1，「なし」を0と定義する．説明変数は，どのような変数であっても理論上分析は可能であるが，名義尺度が3つ以上のカテゴリーに分けられる説明変数の場合は，（カテゴリー数－1）個の，0か1の値をとる2値型のダミー変数を設定する必要がある．例えば年齢を「若年者」，「中年者」，「高齢者」の3つのカテゴリーに分ける場合は，2つのダミー変数を設定すればよい．この例でいうと，変数を若年者と中年者の2つ設定した場合，2つの変数の値はそれぞれ，若年者の場合(1, 0)，中年者の場合(0, 1)となり，高年者の場合はどちらにも該当しないので(0, 0)で示すことができる．また，ダミー変数を若年者と高齢者，中年者と高齢者としても最終的に得られる結果は等しくなる．このように，回帰式を用いた推定では主に2値型の目的変数が用いられるが，目的変数と説明変数の関係は，ロジスティック回帰分析の回帰式に示されるように，後述するオッズ比または確率で示される．まずは回帰式と確率について以下に説明する．

　まずは 式3-14 に示す，多重ロジスティック回帰分析に用いる回帰式をご覧いただきたい．

$$\log_e\left(\frac{y}{1-y}\right) = a_1X_1 + a_2X_2 + \cdots + b \quad \cdots \text{式3-14}$$

（X：説明変数，y：目的変数が生じる確率，a：偏回帰係数，b：定数）

　式3-14 の左辺にあるlogの底はeで，これを自然対数とよび，lnと表記する場合もある．また，logの括弧内は，2値型で観測されるある変数について，その事象が生じる確率yをその事象が起こらない確率(1－y)で割った値で，ある事象が起きる確率と起きない確率の比を示しており，これをオッズとよぶ．オッズとその比であるオッズ比については後述する．

　ところで，ある事象Eが生じる確率をPとする．Pは確率であるから，0以上1以下の値をとる．ここで事象Eが生じる確率と生じない確率の比をとった$\frac{P}{1-P}$がオッズである．このオッズの対数をとった値が対数オッズ$\log_e\left(\frac{P}{1-P}\right)$であり，このような変換をする関数（式3-14における左辺）をリンク関数とよぶ．また，ある事象Eが生じる確率Pを対数オッズ$\log_e\left(\frac{P}{1-P}\right)$に変換することをロジット変換とよぶ．ロジット変換に用いる関数をロジット関数とよぶことから，この例におけるリンク関数はロジット関数であると言うこともできる．

　ロジスティック関数は一般にS字曲線になることが知られており，Ⅴ「重回帰分析」(p94〜98)で解説したような直線関係を仮定する線形モデルをそのまま仮定することは一般的には行われない．ロジスティック関数に関する詳細な解説はここでは割愛して成書に譲るが，ロジスティック関数を前述したリンク関数を用いてロジット変換した結果，式3-14 が得られる．確率をロジット変換すると説明変数との関係が線形に変換でき，式3-14 の右辺を重回帰分析で用いられる回帰式と同じ形式

で表示して線形モデルと同様の解釈ができることを意味する．ただし，式3-14 の左辺は対数をとったオッズ（対数オッズ）であるから，値をそのまま利用することはできないことに注意しなければならない．ここからオッズ比を計算する場合は指数をとって $\exp\left\{\log_e\left(\frac{P}{1-P}\right)\right\}$ で求めることになる．なお，統計解析ソフトウェアによってはこれらの処理が全て自動で行われるため，結果を利用する際には，出力されたオッズが対数なのか，その指数をとった値なのかを確認する必要がある．

さて，少し難解に聞こえるかもしれないが，多変量解析において回帰式を用いる目的は「回帰式に投入した説明変数を用いた結果の予測」もしくは，「目的変数に影響する説明変数の探索」であり，これらの疑問に対して一定の解を示すことが求められる．これは多重ロジスティック回帰分析においても同様である．

なお，重回帰分析では示されたモデルが意味のあるものであるかを分散分析表で判定したが，ロジスティック回帰分析では χ^2 統計量を用いた尤度比検定がよく用いられる（他の方法も数多く提案されているが，それらは成書に譲る）．

2 オッズ比とは

多重ロジスティック回帰分析ではp80でも触れたオッズ比という指標が目的変数と説明変数の関連性を検証する材料となる．オッズ同士の比をとることからオッズ比とよばれる．まずは，表3-23をご覧いただきたい．

結果ありの人のなかで要因ありと要因なしの人数の比（結果ありの曝露オッズ）と結果なしの人のなかで要因ありと要因なしの人数の比（結果なしの曝露オッズ）の比がオッズ比であり，p80の式3-1 でも示した通り表3-23におけるオッズ比は，$\frac{a/c}{b/d} = \frac{ad}{bc}$ となる．

オッズ比の解釈で多い勘違いは，「要因があると要因がないよりも，結果になる確率が $\frac{ad}{bc}$ 倍高まる」といったものである．これは誤った表現であるため，詳しく解説しておきたい．具体例を

表3-23 オッズ比

		結果	
		あり	なし
要因	あり	a	b
	なし	c	d

表3-24 喫煙と肺がんのオッズ比

		肺がん	
		発症	未発症
喫煙	あり	10	30
	なし	5	45

表3-24に示す．

表3-24は喫煙の有無と肺がんの有無を示した2×2分割表である．オッズ比は，上式から $\frac{10/5}{30/45}=3$ となる．この時，多くの人は「喫煙すると，しないよりも，肺がんを発症するリスク（危険性）が3倍高い」と解釈するが，これは誤った解釈である．

正しい解釈は，「肺がんを発症した人のなかで喫煙している人としていない人の比は，肺がんを発症していない人のそれと比べて3倍高い」というものである．微妙な表現の違いではあるが，オッズ比を用いてリスク（危険性）に言及することはできない．コホート研究のようにある集団をまとめて観察した場合にはリスク比を用いてそのリスクに言及することができるが，ケースコントロール研究のように任意の数を設定して分析対象とした場合にはリスク比が計算できないため，オッズ比を用いて示す必要がある．仮に表3-23がコホート研究の結果であるとすれば，リスク比は $\frac{a/(a+d)}{c/(c+d)}$ で求められ，オッズ比は上式で示した通り $\frac{ad}{bc}$ となる（両方の指標が計算できる）．ただし，アウトカムの発生がわずかである場合（表3-23においてaとcの値が十分に小さい場合），つまり，稀な疾患の場合はリスク比とオッズ比は近似することが知られている．

また，オッズ比は要因の有無（ここでいう喫煙の有無：曝露オッズ）から計算しても，発症の有無（ここでいう肺がんの有無：発症オッズ）から計算しても同じ値になる．これをオッズ比の対称

性という（リスク比には対称性がない）．表3-24の例を使うと，肺がんを発症した人のなかで喫煙をしている人としていない人の比と肺がんを発症していない人のなかで喫煙している人としていない人の比を計算すると，表3-23では$\frac{a/c}{b/d} = \frac{ad}{bc}$となることを説明したが，喫煙している人のなかで肺がんを発症している人としていない人の比と，喫煙をしていない人のなかで肺がんを発症している人としていない人の比を計算すると，$\frac{a/c}{b/d} = \frac{ad}{bc}$となり，同じ値になることが示された．

3 ROC曲線とは

ROC曲線（Receiver Operating Characteristic曲線）は，説明変数をどの基準で分類するか判別するために，それぞれの基準値を仮定して横軸を1－特異度，縦軸を感度とする図にプロットした曲線である（図3-7）．カットオフ値を決めるために重要な曲線になる．カットオフ値とは，感度や1－特異度に基づいて決定する説明変数の基準点のことである．

ROC曲線において，左上端に最も近い1－特異度（x）と感度（y）をとる〔感度－（1－特異度）が最大となる値の時の〕基準値が最適（理想的）なカットオフ値となる．なお，本項ではロジスティック回帰分析の場合に言及しているが，目的によってAUC（説明は後述）が最大である時が常に最適値になるとは限らない．例えば，感度を重要視する場合（スクリーニング検査など）などでは，ROC曲線を参考にしながら，その目的にあった基準を設けることもある．ROC曲線下の面積のことをAUC（Area under the curve；曲線下面積）とよび，もし結果を完全に判別できるような要因があるとしたら，AUCは1になる．逆に全く判別できない場合（要因と結果の関係がランダムである場合），AUCは0.5となる．なお，感度，特異度は表3-25を例にするとそれぞれ 式3-15，3-16 で表される．

$$感度 = \frac{a}{(a+c)} \quad \text{式3-15}$$

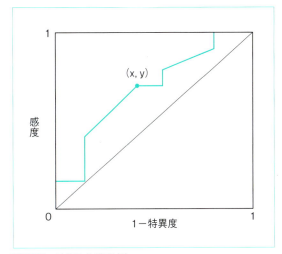

図3-7 ROC曲線の例

表3-25 感度と特異度の関係

		疾患	
		有	無
検査	陽性	a	b
	陰性	c	d

$$特異度 = \frac{d}{(b+d)} \quad \text{式3-16}$$

aは真の陽性〔真陽性；(True) Positive〕，bは偽の陽性（偽陽性；False positive），cは偽の陰性（偽陰性；False negative），dは真の陰性〔真陰性；(True) Negative〕とよばれる．

4 変数選択法

多重ロジスティック分析の変数選択法については，Ⅴ「重回帰分析」のp95～96で述べたのと同様のことがいえる．変数選択法は目的変数に対して大きく関連する説明変数の組合せを抽出するための方法であり，ロジスティック回帰分析では強制投入法，変数増加法，変数減少法，ステップワイズ法（変数増減表）などが用いられる．とくによく利用される方法は，変数増加法，変数減少法，ステップワイズ法であり，p96 表3-20に概説したそれぞれの特徴を参照されたい．

これらの変数選択法における主要な選択基準と

して，p値，赤池情報量規準（AIC），ベイズ情報量規準（BIC）がある．p値は主に尤度比検定統計量やWald統計量に基づいて計算された値を用いるが，投入基準や除外基準に明確な値がなく，その決定が解析者に委ねられていることなどもあって近年はあまり使用されない傾向にあり，実務上はAICやBICのほうがよく用いられる．ところで，AICは予測精度を最適化したモデルを想定するのに対し，BICは真のモデルを選択する確率を最適化したモデルを想定しており，それぞれの変数選択の結果が異なることもある．さらに詳細を知りたい場合はV「重回帰分析」(p96～98) や他書を参照されたい．また，AICやBICには絶対的な基準値が設定されているわけではないので，値を最小化するように変数選択を行うのが原則である．

これらの変数選択法と選択基準を用いることで，手元のデータに基づく最適な回帰モデルを構成するための説明変数を抽出することができる．しかし，臨床上の知見などから「この変数は交絡因子であると考えられるから，目的変数と説明変数の関連性の強さに影響する可能性がある」と考えられる変数については，交絡因子の影響を除いたうえで目的変数と説明変数の関連性についてより詳しく状況を知る（この作業を交絡調整という）ために，当該変数を回帰式に強制投入することが必要な場合もある．

なお，回帰式に用いる変数の選択に関して，目的変数と説明変数の関連性をχ^2検定やt検定などを用いて事前に確認し，関連していないか，関連が極めて小さいと考えられる説明変数はあらかじめ強制的に除外することも検討すべきである．ただし，この場合は検定を複数回行うことになるため，p83で解説した検定の多重性に注意する必要がある．

5 回帰式の適合度

変数選択法により説明変数が選択され，回帰式（回帰モデル）が作成されたとする．しかし，一定の基準に従ったからといって，その回帰式の適合度が必ずしも高い保証はない．そこで，実際のデータとモデルを用いて得られる結果を比較して検討を行う必要がある．この際に利用されるのが適合度とよばれる指標で，ロジスティック回帰分析においては，尤度比検定統計量，寄与率，判別的中率（表3-23における$\frac{a}{a+b}$），Hosmer-Lemeshow検定（ホスマー・レメショウ検定）などがよく用いられる．このなかで特によく用いられるHosmer-Lemeshow検定は以下に示す帰無仮説と対立仮説を設定している．

帰無仮説：ロジスティック回帰モデルは観測されたデータと適合する

対立仮説：ロジスティック回帰モデルは観測されたデータと適合しない

この検定の結果帰無仮説が棄却できない場合，「ロジスティック回帰モデルは観測したデータと適合しないとは言えない」となり，消極的にではあるが，モデルに適合すると解釈することができる（帰無仮説が棄却できない場合の表現には注意が必要である）．

Hosmer-Lemeshow検定にはいくつかの欠点も指摘されている．詳細は数理統計学の成書を参照されたいが，例えばサンプルサイズが大きい場合，第一種の過誤が生じやすくなり，モデルに適合しているにもかかわらず帰無仮説が棄却されてモデルに適合しないという結果になりやすい．逆にサンプルサイズが少ないと帰無仮説が棄却されにくくなるため，モデルに適合していない場合でも帰無仮説が棄却できず適合しているという結果になりやすい．また，他の適合度指標と結果が異なる場合があるため，その点にも留意が必要である．

しかしながら，現状ではHosmer-Lemeshow検定の結果が有意ではないことを確認し，予測的中率と併せて判断することが妥当であろう．予測的中率にはさまざまな判断基準があり，各々の研究領域で必要とされる値を文献などであらかじめ調べておくことが望ましい．

表3-26 多重ロジスティック回帰分析の結果例

変数	非標準化係数β	標準誤差	オッズ比 $\exp(\beta)=e^{\beta}$	95%信頼区間下限	95%信頼区間上限
定数項	−24.53	12.44	—	—	—
バランス能力	0.44	0.22	1.55	1.17	3.01
転倒歴	−9.25	5.26	0.00	0.00	2.89

モデルχ^2:p=0.00,Hosmer-Lemeshowの適合度:p=0.834,予測的中率:93.3%　　　（※数値は例）

6 多重共線性

ロジスティック回帰分析に限らず,回帰式を作る際には重要な確認事項がある.それはV「重回帰分析」のp97でも解説した多重共線性(Multicollinearity;マルチコ現象)である.

多重共線性の確認方法,相関係数の確認,多重共線性の問題への対処法に関しては,p97を参照されたい.とくに多重ロジスティック回帰分析の場合は,説明変数のなかに名義尺度が含まれることも考えると,その関連性や,ダミー変数の設定方法に誤りがないかの確認も必要である.また,本章の冒頭で,ダミー変数は(カテゴリー数−1)個設定すると説明したが,これをカテゴリー変数分だけ設定してしまうと多重共線性の問題が生じることが知られている.

7 論文の読み方と示し方

それでは以上をふまえて,多重ロジスティック回帰分析を用いた論文の読み方を示していくこととする.

まず確認するべきことは,サンプルサイズ,必要なサンプルサイズの計算方法とその根拠,各変数の記述統計量(平均,標準偏差など)である.これらの統計量から得られる情報は,集団としてどのような傾向や特性があるか,またサンプルサイズは十分であったかという点である.サンプルサイズについては重回帰分析の項でも述べたように,少なくとも説明変数の数の10倍以上であれば,とりあえずは十分であると判断をしても差し支えないだろう.

次に,多重ロジスティック回帰分析を行うにあたって用いられた方法を確認する.確認事項としては投入もしくは除外する変数の決定方法(目的変数と説明変数の関係が明らかに弱いものは除外するなど)と変数選択基準,多重共線性の確認方法と,生じている場合の対処方法(例:相関係数が高いものを除いたなど)などがあり,それらをふまえたうえで,結果を見ることになる.重回帰分析と同様に,近年の論文でこれらが記載されていないことはほぼないと考えられるが,仮に記載がない場合はその研究から得られた結果の扱いには注意が必要である.

例として,表3-26をご覧いただきたい.表3-26は,目的変数を退院時の日常生活動作能力(Activities of daily living;ADL),説明変数をバランス能力,転倒歴として多重ロジスティック回帰分析を行った際の結果例である.

注目するところは以下の通りである.

・モデルχ^2(尤度比検定)の結果
・有意な説明変数(オッズ比が1を含まない変数)
・非標準化係数
・オッズ比
・モデルの適合度に関する指標(Hosmer-Lemeshow検定のp値,予測的中率)

表3-26の結果から,まずモデルχ^2と表記された適合度検定の結果をみる.前述したHosmer-Lemeshow検定においてもχ^2統計量が用いられるが,自由度や帰無仮説が異なるため,全く別の統計的仮説検定であると理解をして差し支えない.

少し踏み込んだ話になるが,モデルχ^2の適合度検定は,ロジスティック回帰分析によって作成されたモデルと,Nullモデル(最小モデル)とい

う切片のみを仮定した（説明変数を全く考慮しない）モデルのそれぞれの逸脱度に差があることを検証する統計的仮説検定である．逸脱度とは，モデルの予測値とデータの乖離の程度を示す指標で，Nullモデルの逸脱度から作成されたモデルの逸脱度を減じた値がモデルのχ^2統計量（χ^2値）になる．この値が大きいほどモデルへの適合が悪いとされるが，最終的にはχ^2統計量と自由度を用いた尤度比検定によって判断を行う．なお，逸脱度は-2対数尤度（文献によっては$-2LL$と表記される）を元に計算される．この検定の帰無仮説および対立仮説は以下の通りである．

帰無仮説H_0：説明変数をモデルに加えたときの逸脱度の減少が0である

対立仮説H_1：説明変数をモデルに加えたときの逸脱度の減少が0でない（説明変数を投入することでモデルの適合度が改善する）

有意水準を0.05としたとき，今回はモデルχ^2が$p=0.00$と有意であるため，モデルはデータに適合していると判断する．もしここでモデルχ^2の結果が有意でない場合，説明変数をモデルに加えたときの逸脱度の減少が0でないとは言えないという結果が示され，意味のあるモデルとは言えないという解釈になる．もっとも，統計的に有意であったとしても臨床上意味のあるものかどうかは別の議論である．

次に，表3-26から目的変数を予測する回帰式は 式3-17 になる．左辺について詳しく解説したものが 式3-18 である．

$$\text{logit}(\text{ADLの改善}) = 0.44 \times \text{バランス} + (-9.25) \times \text{転倒歴} - 24.53 \quad \cdots\cdots\cdots \text{式3-17}$$

$$\text{logit}(\text{ADLの改善}) = \log\left(\frac{\text{ADL改善の確率}}{1-\text{ADL改善の確率}}\right)$$
$$= \log\left(\frac{\text{ADL改善の確率}}{\text{ADL非改善の確率}}\right)$$
$$\cdots\cdots\cdots \text{式3-18}$$

このロジスティック回帰式に，必要な説明変数の値を測定して全て代入すればオッズ比を予測す

ることができる．また， 式3-16 と 式3-17 の左辺$\log\left(\frac{y}{1-y}\right)$の括弧内は確率の比であり，このことを利用して 式3-17 を確率yについて解くと，オッズ比ではなくある事象（ 式3-17 の場合ADLの改善）が生じる確率が計算できる．これは，個々の患者について必要な説明変数のデータを取得すれば， 式3-17 の例ではADLが改善する確率を求めることができることを意味する．このように得られた確率yはそのまま利用されることもあるが，確率をそのまま利用せず，一定の基準値を設けて一方を2値型の変数のうち"0"と定義した側へ，もう一方を"1"と定義した側へ予測値として振り分けることもある．振り分けにはいくつかの方法があり，確率が0.5未満の場合は0，0.5以上の場合は1とする方法や，前述のROC曲線を利用してする基準値を設定する方法などが利用されている．予測的中率は，この振り分けのうちどの程度当たっているかを示した値である．Hosmer-Lemeshow検定の結果を見ると，p値は0.834で，有意水準を5％とすると，これを上回っているため「モデルはデータと適合しないとは言えない」という解釈となる．また予測的中率も高いため，このモデルの適合度も高いと判断できる（適合度が低い場合は引き続き残差の分析を行うこともある）．

また，回帰式の非標準化係数を用いて個々の説明変数のみに注目したオッズ比を計算することもできる．これは必要に応じて交絡調整を行ったうえで，研究者が注目している説明変数と目的変数の間の因果関係を明らかにしたい場合に用いられ，単位オッズ比と範囲オッズ比がある．

単位オッズ比は，注目している説明変数の値が1だけ変化した場合のオッズ比で，非標準化係数の指数をとった値を求めることで計算できる（そのため，表3-26で$\exp(\beta)=e^{\beta}$と記載している）．非標準化係数は対数であるため，指数をとる必要がある．

他方，範囲オッズ比は比率・間隔尺度の場合で，任意の値の変化を仮定した場合のオッズ比である．範囲オッズ比を使えば，年齢が10歳高くなった場合のオッズ比，歩行速度が0.2m/秒向上した場合のオッズ比，といったような，単位オッ

ズ比より臨床感覚に近く，利用しやすい値を計算できる．計算は偏回帰係数に任意の範囲を乗じた値の指数exp（偏回帰係数×任意の範囲）をとればよい．

表3-26の例では，「バランス能力」の単位オッズ比は1.55である．これはバランス能力の値が"1"上がれば，ADLが改善した群とADLが改善しなかった群の比が1.55，すなわち，「バランス能力が1上昇した人のなかでADLが改善した人としていない人の比は，バランス能力が上昇しなかった人のそれと比べて1.55倍高い」ことを示している．また，バランスの値が2上がったときのオッズ比（範囲オッズ比）はexp（偏回帰係数×2）で求めることができ，その値は2.41となる．この解釈は単位オッズ比と同様で，「バランス能力が2上昇した人のなかでADLが改善した人としていない人の比は，バランス能力が上昇しなかった人のそれと比べて2.41倍高い」ことを示している．

Ⅶ. 因子分析

藤本修平

1 因子分析

a. 因子分析とは

因子分析は，複数の変数の相関関係を縮約して少数の潜在因子によってモデル化することを目的として行われる多変量解析法のひとつである．因子分析は相関係数を用いた分析方法であるため，最初に相関行列（相関係数行列）とよばれる，すべての観測変数の組についての相関係数を求めた表を作成する．この際，それぞれの相関係数を確認し，異常な値がないかについて確認しておくことが望ましい．観測変数の記述統計量についても同様である．

因子分析は基本的に，比率・間隔尺度のような量的な変数に対して用いることができる．まずは理解を進めるために，具体的な例を見ていくことにする．図3-8のパス図をご覧いただきたい．例えば，脳卒中の患者を対象に筋力，関節可動域，感覚機能，片脚立位時間，Timed Up and Go Test, Functional Reach Testを評価したとする．これらに対し因子分析を用いて似通ったもの同士をまとめた結果，"筋力，関節可動域，感覚機能"のグループと"片脚立位時間，Timed Up and Go Test, Functional Reach Test"のグループに分類された（図3-8の矢印は太いほど関連が強いことを意味する）．すると，前者は身体機能の要素が強く，後者はバランス能力の要素が含まれるという解釈ができる．因子分析はこのように測定に基づかない新しい概念を生成して，観測変数の分類を行う場合に適した手法である．

それでは上記を例に，因子分析で用いられる用語の説明に移る．まず，実際に評価（観察）をした項目は観測変数とよばれる．次に，観測変数を似通ったもの同士で分類するためのグループを潜

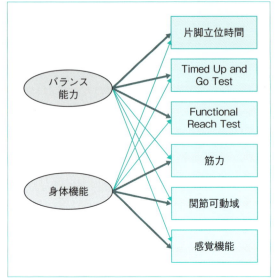

図3-8 因子分析の例（パス図）

在因子とよぶ．潜在因子は実験や観察によって得られるものではないため，"バランス能力"や"身体機能"のように，関連する観測変数の特徴を考慮して分析者が適切な因子名を決定する必要がある．また，複数の観測変数に共通する潜在因子をまとめて共通因子という．少しイメージが湧いたところで，因子分析モデルの概念を理解するために図3-9を参照されたい．

因子分析は，類似した観測変数を潜在因子としてまとめたのち，因子名を決定するという手順で行われることは先ほど説明した通りである．一方，観測変数のなかには他の観測変数との共通点だけではなく，その観測変数独自の要素も存在する．因子分析では，その独自の要素のことを独自因子とよぶ．独自因子には観測変数内の変動や測定誤差といった共通因子では説明できないものが含まれる．

つまり，観測変数それ自体，および潜在因子を捉える際には，これらの共通点とそれぞれの独自

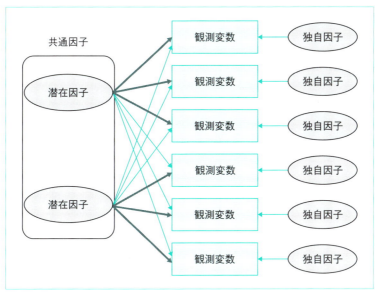

図3-9 因子分析の図

の要素を併せて考えていく必要がある．すなわち，観測変数について 式3-19 に示すモデルで表すことができる．なお，式3-19 の右辺は直接測定によって得ることはできないため，計算を行って求めることになる．

観測変数 $Y_i = a_{11}X_1 + a_{12}X_2 + \cdots + \varepsilon_i$
観測変数 $Y_i = a_{21}X_1 + a_{22}X_2 + \cdots + \varepsilon_i$
観測変数 $Y_i = a_{31}X_1 + a_{32}X_2 + \cdots + \varepsilon_i$
$\vdots$
観測変数 $Y_i = a_{i1}X_1 + a_{i2}X_2 + \cdots + \varepsilon_i$
(i = 1, 2, 3, ……, n)

……… 式3-19

(Y：観測変数，X：因子，
a：係数(因子負荷量)，ε：独自因子)

b. 因子数の決定と因子負荷量

因子分析では，研究者(分析者)が共通因子の数を任意(自由)に決めることができるが，完全に自由に決めるのではなく，仮説や以下に提示する基準などを元にして総合的に判断をすることが望ましい．また，因子数は観測変数の1/3程度を上限にすべきであるという指摘もある[1]．ここで，因子数を決定する基準としてよく用いられるものを以下に示す．

①カイザーガットマン基準
②スクリープロット基準
③寄与率

カイザーガットマン基準は，共通因子に対してどの程度寄与しているかを示す値である固有値が1以上であることを基準として因子を選択する方法である．スクリープロット基準は，縦軸に各因子の固有値，横軸に因子数をとってプロットしていき，視覚的にその推移が滑らかになった部分までを基準として因子を選択する方法である．ただし，視覚的な判断が難しいことも少なくないため，平行分析とよばれる分析の結果と併せて利用されることもある．寄与率で因子数を選択する方法もあるが，文献によって望ましいとされる寄与率の基準が異なり(50〜80％程度)，そのいずれにも強い根拠があるとはいえないため，あくまで参考程度として扱うことが望ましい．

次に，因子負荷量について解説する．因子負荷量は，観測変数に対して共通因子がどの程度影響しているかを数値化したもので，−1以上1以下の値をとる．因子負荷量を算出する際には，以下のような手法が利用可能なので覚えておくとよい．

①最尤法
②主因子法
③最小二乗法
④主成分法

このなかで代表的な方法は，最尤法と重み付け

表3-27 因子負荷量の例

観測変数	因子1	因子2	…	因子n
片脚立位	0.712	0.325	…	
Timed Up and G Test	0.601	0.281	…	
Functional Reach Test	0.481	0.276	…	
筋力	0.336	0.811	…	
関節可動域	0.316	0.682	…	
感覚機能	0.237	0.553	…	

を考慮した最小二乗法である．最尤法はサンプルサイズが十分大きい場合に，最小二乗法は得られているデータからとりあえずそれらしい解を出したい場合に用いられることが多い．最尤法は精度が高い反面，後述する不適解が出やすい特徴がある．最小二乗法は最尤法ほど精度が高くはないが，不適解は出にくい．図3-8の解説を例に，表3-27に最尤法を用いた場合の因子負荷量を提示したので参考にされたい．

観測変数がどの潜在因子と大きく関連しているかを判断するには，因子負荷量が0.35～0.4以上の値をとる観測変数をその因子を構成する項目として取り扱うことが一般的になっている．しかし，この数値自体に明確な根拠があるわけではなく，どの因子に関しても因子負荷量が小さい場合には無理に構成因子にふり分ける必要はない．また，複数の因子に対して同時に観測変数が高い負荷量を示すことを多重負荷とよび，多重負荷が複数生じると結果の解釈が著しく困難になる．後述する「回転」は，多重負荷が生じることを避けるためのひとつの対策であるが，それでも完全に避けることは難しい．なお，ひとつの因子に対して少なくとも3つ以上の高い負荷量をもつ観測変数がないと因子の構造が安定しないこともよく知られており，覚えておきたい事項である．

c．共通性と独自性

それぞれの変数が共通因子全体でどの程度説明しているかを知る指標として，共通性がある．共通性は，因子負荷量の2乗和を用いて算出することができ，後述する「回転」に対して不変（値が変わらない）である．共通性は0以上1以下の値をとるため，共通性が1を超えた場合は不適解となり，モデルが適合していない可能性があるため見直しが必要となる（ヘイウッドケースとよぶ）．見直しの方法としては，類似する観測変数のうち除外しても差し支えないものを除外する，因子負荷量の推定方法を変更するなどがある．可能であれば因子数を減らすことも検討するとよい．

また，共通性と独自性の和は1なので，共通性が小さければ，観測変数のもつ独自因子の影響が大きいことが示唆される．共通性が極端に小さい観測変数が存在する場合，より正確な因子構造を得るために除外して再度分析を行うとする文献もあるが，除外を行うべき共通性の値に関して明確な基準はない．共通性は各観測変数で計算するものであり，式3-20で示される．

$$共通性 = (因子1の因子負荷量)^2 + (因子2の因子負荷量)^2 + \cdots + (因子nの因子負荷量)^2$$
……… 式3-20

d．寄与率

他方，それぞれの共通因子が観測変数をどの程度説明しているかを示す指標として，寄与率がある．これは，各因子が相対的にどの程度影響しているかを示す値とも捉えることができる．寄与率は，各共通因子の因子負荷量の推定値の2乗和（因子寄与とよぶ）を観測変数の数で割った値である．例えば，表3-27を例に説明すると，

$$因子1の寄与率 = \frac{(0.712)^2 + (0.601)^2 + \cdots\cdots + (0.237^2)}{観測変数の数}$$
……… 式3-21

となる．因子1の寄与率に因子2の寄与率，因子3の寄与率…，因子nの寄与率というようにある因子までの寄与率を足していった値を累積寄与率

とよび（第n因子までの寄与率とよばれることもある），この指標を利用することで因子全体で観測変数に対してどの程度説明しているかを把握することができる．前述したように，因子数は分析者が任意に決定できるため，例えば因子数を4つと決定した場合，後述する直交回転であれば累積寄与率を用いれば，「4つの共通因子で全体の○％説明できる」という解釈をすることができる．他方，斜交回転の場合は寄与率を全て足しても必ずしも100％にならないため，累積寄与率を記載する必要はないだろう．斜交回転では，因子負荷量を表3-27の形式で表現した因子負荷行列に加えて因子間相関行列を報告することが推奨される．因子間相関行列で相関係数が極端に高い値をとる場合は結果の解釈に注意が必要である．

e. 因子軸の回転

最後に，（難解であるためなかなか理解しづらいかもしれないが）因子分析の重要な過程のひとつである「回転（因子軸の回転）」について解説する．因子分析では，それぞれの測定変数の因子負荷が特定の因子に対してだけ大きく，他の因子に対しては小さくなるように（これを単純構造という），因子軸を回転する作業を行う．因子軸を回転する方法としてよく知られているものが，直交回転（2つの因子の軸が直交することが前提の回転）と斜交回転（2つの因子の軸が斜交してもよいことを前提とした回転）である．直交回転ではバリマックス回転（因子間の相関を0と仮定する方法），斜交回転ではプロマックス回転（因子間の相関が0であることを仮定しない方法）がリハビリテーション分野ではよく利用されている．バリマックス回転とプロマックス回転を使い分けるポイントは，因子間に相関関係を想定しているかどうかという点が大きく関係し，プロマックス回転では相関関係が大きい可能性を考慮することになる．いずれの回転も単純構造に近づけることを目指す点は同じである．ただし，回転の方法によって結果が変わる（解の不定性という）ため，その点には十分注意を払って方法の選択や解釈を行う必要がある．

以上をまとめ，因子分析の流れを概観すると，
①相関行列（全ての観測変数の組の相関係数の表）を求め，値を確認
②先行研究や仮説，因子数の決定基準を参考に，因子数を決定
③初期解の推定（共通性，因子負荷量）
④回転法の決定と因子軸の回転
⑤共通性と因子負荷量の推定
⑥寄与率または因子間相関行列の確認
⑦解釈可能になるまで④〜⑥の繰り返し（必要なら因子数の変更，観測変数の除外）
⑧因子の解釈（関連する項目と矛盾しないように因子名を決定）
ということが言えるだろう．

さて，この因子分析であるが，ここまで解説してきたものは，探索的因子分析とよばれる手法である．明確な仮説を設定せず，全ての観測変数が因子の影響を受けているという仮定のもと，任意または一定の基準のもとで因子数を定めたうえで因子構造を探索的に検証することから「探索的因子分析」とよばれる．一方，探索的因子分析に対して，確証的因子分析とよばれる手法がある．次項で詳しく述べることとする．

2 確証的因子分析

確証的因子分析は，先行研究や探索的因子分析の結果に基づき，あらかじめ設定した仮説やそれに基づくモデルのもとで因子数や観測変数のモデルを設定して，そのモデルに観測データがどの程度適合するかを検証する方法である．探索的因子分析との違いについては図3-10を参照されたい．

確証的因子分析では，仮説によってあらかじめモデルを設定しているため，図3-10の左に示す探索的因子分析と異なり，潜在因子から全ての観測変数に関連を示す矢印が出ているわけではないことが特徴である．このモデルに実際に観測したデータを入れることで，探索的因子分析と同様に因子負荷量を計算し，因子構造を検証することが

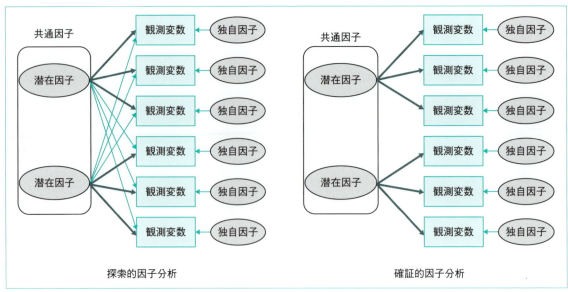

図3-10 探索的因子分析と確証因子分析の違い

できる（その過程については探索的因子分析とほぼ同様である）．

3 因子分析の適合度指標

重回帰分析や多重ロジスティック回帰分析のように，因子分析にもそのモデルの適合度に関する指標が存在する．探索的因子分析の代表的な適合度指標として，カイザー・マイヤー・オルキン（KMO）の標本妥当性の測度とバートレットの球面性検定が知られている．前者の基準として，カイザーは0.7以上でmiddling（中くらい），0.8以上でmeritorious（かなり高い），0.9以上でmarvelous（非常に高い）と提唱しているが，概ね0.5または0.6以上であれば問題ないとも言われている．バートレットの球面性検定は，変数同士の相関が偶然起こりうる相関よりも大きいかどうかを検定するものである．得られたモデルが適合していると判断することができる．帰無仮説と対立仮説は以下の通りである．

　帰無仮説H_0：各因子の母分散は全て等しい
　対立仮説H_1：各因子の母分散のうち少なくともひとつが等しくない

そのほかに，確証的因子分析において利用可能な適合度指標として知られているものとして，Goodness of Fit Index（GFI），Adjusted Goodness of Fit Index（AGFI），Comparative Fit Index（CFI），Root Mean Square Error of Approximation（RMSEA）などがある．GFI，AGFI，CFIは0.9以上であれば，RMSEAは0.05未満であればモデルに対する適合性は良いと判断できるだろう．これらの指標に関する詳細は，Ⅶ「共分散構造分析」（p113〜119）を参照されたい．

4 結果の読み方と示し方

それでは以上をふまえて，因子分析を用いた論文の読み方を示していくこととする．本書では探索的因子分析についてのみ説明する．

まず確認するべきことは，サンプルサイズ，必要なサンプルサイズの計算方法とその根拠，各変数の記述統計量（平均，標準偏差など）である．これらの確認事項から得られる情報は，集団としてどのような傾向や特性があるか，またサンプルサイズは十分であったかという点である．因子分析における必要なサンプルサイズの根拠は重回帰分析や多重ロジスティック回帰分析と同様に絶対的な基準がないのが現状であるが，1因子の場合で観測変数の数の少なくとも10倍程度をひとつの目安とする考え方がある．冒頭で述べたように

表3-28 因子分析を用いた記載の例

[方法]
"統計解析は，～～を明らかにするために，探索的因子分析（重み付けした最小二乗法）を用いて測定因子を群分けした．因子の回転にはバリマックス法を用い，因子数の決定には固有値が1以上のものを因子数とするカイザーガットマン基準を用いた．適合度の確認には，カイザー・マイヤー・オルキンの標本妥当性の測度（KMO測度）とバートレットの球面性検定（有意水準を5％とした）を参照した．なお，初期解が1を超える変数は除外した．"

[結果]
"カイザーガットマン基準により，3つの因子が抽出された．第1因子（寄与率25.1％）はA，B，Cであった．さらに，第2因子（寄与率20.7％）はD，E，F，第3因子（寄与率16.3％）はGであった．累積寄与率は65.1％であった．回転後の因子負荷量は下記表の通りであった．KMO測度は0.812であり，バートレットの球面性検定は有意であった．"

表 因子分析の結果

観測変数	第1因子	第2因子	第3因子
A	−0.699	−0.048	−0.011
B	0.657	0.025	0.033
C	0.455	−0.067	−0.136
D	0.061	0.558	−0.031
E	0.116	0.478	−0.037
F	0.129	0.442	−0.048
G	0.022	0.158	0.511

因子分析では相関行列を求めて相関係数を利用するため，Ⅲ「相関係数」(p89～93) でも言及したように，変数間に線形関係が仮定できることを確認しておく必要がある．相関行列を求めると同時に，全ての変数の組合せで散布図を描く相関図行列を作成し，相関係数と併せて確認したうえで分析に進むことが望ましい．

また，観測変数が名義尺度の場合，カテゴリカル因子分析や林の数量化理論Ⅲ類で対応することが必要になるが，それらの方法については成書を参考にされたい．

次に，因子分析の方法について見ていくことになる．主なチェックポイントは以下の通りである．少なくともこれらの情報が記載されているか，結果と矛盾がないかをよく確認することが必要である．

①因子負荷量の推定方法（最尤法，重み付き最小二乗法など）と大きさ
②因子数の決定方法とその根拠
③項目の除外とその基準
④回転の方法
⑤因子名とその決定方法

例として，表3-28のような記載が考えられる．
因子負荷量の推定方法についてはp107～108で説明した通りであるが，その方法によって結果や解釈が異なることがあるため記載の必要がある．また因子負荷量の大きさが絶対値で1を超える場合は（直交回転においては理論上1を超えることはなく，斜交回転の場合に限られる．ただし，直交回転と斜交回転の結果が大きく乖離することは少ない），観測変数同士の相関が高い可能性が考えられるため，観測変数を取り除くなどして改めて分析を行い，その結果を確認する必要がある．共通性についても高すぎる変数を除いて再度解析する場合もあるが，取り除く場合には少なくともその項目と基準が明示されている必要がある．いずれにしても，変数をよく観察するという意味でも複数回の検討を経て最終的なモデルが出来上がると理解して良いだろう．

因子分析の場合，論文で結果を示す際も，読み方のチェックポイントに倣うことで大方の項目は網羅できるであろう．強いて言うならば，初期解や共通性に対する検討や再解析を行った場合の理由などの記載も必要であるが，初学者にとっては難解であるため，より詳しく知りたい者は成書を参考にされたい．もちろん，サンプルサイズの計算方法や結果とその根拠，効果量，欠測値の有無や対処法など記載すべきことは多くあるが，因子分析に限ったことではなくすべての検定方法に共通の事項であることは言うまでもない．

文　献

1) Hair JF Jr, et al.：Multivariate data analysis 5th ed. Prentice Hall, 1998.

Ⅷ. 共分散構造分析 (構造方程式モデリング)

藤本修平

1 共分散構造分析

a. 共分散構造分析とは

共分散構造分析とは，変数間の因果関係について検討を行うことを目的に，その関係をモデルとして表現して，そのモデルの適合性の分析や因果効果（原因が結果に及ぼす影響の強さ）の推定を行う手法で，これまで紹介してきた単回帰モデル，重回帰モデル，ロジスティック回帰モデル，因子分析モデルなどのさまざまな統計モデルを統合して解析することが可能である．因子分析に代表される潜在変数を用いて構成概念を分析するモデルである測定方程式と，回帰分析に代表される観測変数間の関係を表現するモデルである構造方程式を統合することから，構造方程式モデリング（Structural Equation Modeling；SEM）ともよばれる．また，共分散構造分析で作成されるパス図（後述）と質的研究の結果の一部として作成されるモデル（たとえばカテゴリー関連図）は表現の形式が類似していることから，量的研究と質的研究の結果を橋渡しできる手法であるとする研究者もいる．この考え方に基づき，質的研究（分析）で得られた結果を量的研究で検証（解析）するなど，Mixed methodの一手法としての位置づけで，すでに実際の研究で応用が行われている．

ただし，共分散構造分析の理論を根底から理解しようとすれば，線形代数や解析学を含む，高等数学レベルの数学の知識が前提として必要になり，それらに加えて共分散構造分析手法自体の理論が複雑なため，その利用例を含めるとそれだけで数冊の書籍になる．そのため，ここでは共分散構造分析がどのような手法であるかをおおまかに理解することを目標に解説していくこととする（実際に解析を行う場合は成書やソフトウェアのマニュアルを熟読のうえ，解析に関する知識を持った指導者・研究者の支援を受けながら実施することが望ましい）．

共分散構造分析を行ううえで，モデルを決定するための主要な要因として，尺度水準，変数の性質，変数間の関係の大きく3つがあげられる．この分類において，尺度水準は比率・間隔尺度，順序尺度，名義尺度に，変数の性質は観測変数と潜在変数に，変数間の関係は，相関関係と因果関係に分けられることが一般的である．

比率・間隔尺度を用いた観測変数間の因果関係に注目した解析を行う場合は，重回帰モデル（もしくは単回帰モデル）などが用いられるが，例えばここで用いられるいくつかの観測変数をまとめた潜在変数を使って分析したい場合は因子分析モデルと統合することになる．名義尺度の観測変数に対するその他の観測変数の相関関係にのみ注目した解析を行う場合は，ロジスティック回帰モデルになるが，前述と同様にここに潜在変数の概念を含めると因子分析モデル（またはカテゴリカル因子分析モデル）と統合する．このように，得られたデータの尺度や変数，仮説とする関係によってさまざまな統計モデルを統合することを可能とする手法が共分散構造分析である．また，これまで説明してきた重回帰分析や多重ロジスティック回帰分析，因子分析のほかに，本書では説明していない主成分分析や判別分析といった多変量解析法の多くは，それ単体でも共分散構造分析の一部であるとみなすことができる．

b. パス図 (パスダイアグラム)

それでは，まず共分散構造分析について解説する前に，モデルの記述と統合の表現において重要な役割を示すパス図（パスダイアグラム）の概要と，パス図を用いたパス解析の例を示す．今回用

いるパス図では，観測変数を四角形で，潜在変数を楕円形で示し，因果関係に関する仮定（仮説）は原因から結果に向かう矢線（→）で，相関関係は双方向の矢線（↔）で示している．なお，共分散構造分析では，回帰分析や因子分析ではできない双方向の因果関係を仮定したモデル（双方向因果モデル）も作成することができる．こちらも双方向の矢線で示されることが多いが，一般的に結果の解釈が難しいことから，本書ではこの内容に関しては取り扱わない．

なお，本章で提示する図はなるべく多くの他の教科書や共分散構造分析が利用可能な統計解析ソフトウェアで記述される形式に合わせているが，一部では残差や誤差を正円で示すなど，別の表現方法が用いられることもある．事前に本文中の解説や図の凡例，ソフトウェアのマニュアルを確認しておくことが重要である．

図3-11に示した図は，バランス能力とQOL（Quality of Life）の間に因果関係を，性格特性とQOL，バランス能力とADL（Activities of Daily Living），ADLとQOLの間には相関関係を仮定したモデルである．このような図をパス図とよび，共分散構造分析では，モデルの評価や因果効果の推定に用いられる．

次に，それぞれの分析のイメージをパス図で説明する．なお，パス図の矢線の付近に示された値は，因果関係を仮定している場合はパス係数（偏回帰係数），相関関係を仮定している場合は相関係数である．パス係数には標準化パス係数と非標準化パス係数がある．一般的に，学術論文においては標準化パス係数を報告されるが，これは非標準化パス係数が役に立たない値であることを意味するわけではない．尺度の差を直接解釈できるような変数の解釈に非標準化係数を利用すると，一般的に用いられる具体的な測定単位に即した直感的な理解が可能であるというメリットがある．これは標準化された値を利用する場合には直接行うことはできない．結果の解釈にあたっては，これらを必要に応じて使い分けることが重要である．

ところで，共分散構造分析には外生変数と内生変数という概念がある．あるモデルを想定した際に外部から与えられる変数を外生変数とよび，

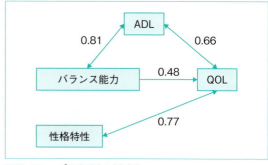

図3-11　パス解析の例（1）
数値はパス係数または相関係数を示す．

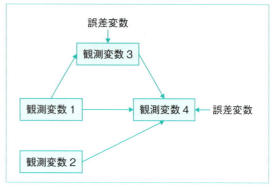

図3-12　パス図の例（2）
数値は割愛している．

こでは観測変数がそれに当たる．一方，モデルの内部において（主として外生変数に基づいて）決定される変数を内生変数とよび，因子分析などにおける潜在因子（潜在変数）などがそれに対応する．

外生変数と内生変数を標準化するためには，それぞれ異なった手続きが必要となる．外生変数については，標準化はごく一般的な手続きによって行うことができる．共分散構造分析においては，観測変数を分散が1となるように標準化を行うことがあり，この標準化の手順によって得られた解のことを標準解（または標準化解）とよぶ．

一方，内生変数は外生変数の分散と係数の関数によって構造化されるため，外生変数のように分散を1に固定することは容易ではない．内生変数の場合は，非標準解を求めた後に，それをもとに標準解を求める．

観測変数どうしの因果効果を推定する場合，図3-11と類似したパス図になる．違いとしては，図3-12のように誤差変数が含まれていることである．

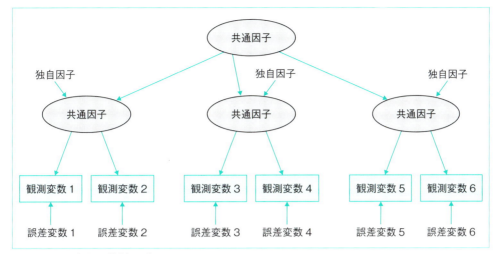

図3-13　二次因子分析モデル
数値は省略している．

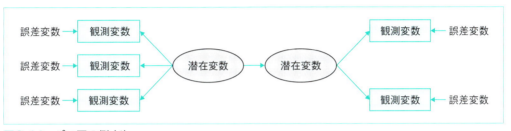

図3-14　パス図の例（4）
数値は省略している．

c．高次因子分析モデル

次に，高次因子分析モデルを紹介したい．高次因子分析モデルとは，Ⅶ「因子分析」（p106～112）で説明した因子分析において得られた複数の共通因子をさらに少数の共通因子にまとめるものであり，ここでは因子分析どうしの統合という理解でよいだろう．高次因子分析モデルの例として，図3-13に二次因子分析モデルを示す．図3-13では，上から2段目にある3つの共通因子（一次因子とよび，Ⅶ「因子分析」（p106～112）の方法で抽出される共通因子）に加えて，その上段にあるこれらをまとめる共通因子（二次因子とよぶ）が示されている．少々難しく感じるかもしれないが，二次因子を抽出したときに一次因子の項に現れる独自因子は一次因子内の変動を意味し，誤差は含まれない．これは一次因子の抽出の際に観測変数を共通因子と誤差変数に分解していることが理由である．

共通因子が2段階で抽出されていることから，二次因子分析モデルともよばれる．近年では高次因子分析モデルをさらに発展させた階層因子分析モデルとよばれる手法も利用されており，医学系研究においてもさらなる応用が期待される．

また，観測変数をまとめた潜在変数間に因果関係を仮定する場合は図3-14に示すようなパス図を作成することができる．これは，回帰分析と因子分析を統合したモデルで，2つの潜在変数の間は回帰モデル，それぞれの潜在変数から先は因子分析モデルが用いられている．

ここまで解説してきた通り，共分散構造分析ではさまざまなモデルをパス図とよばれる図を用いて示すことができる．しかし，モデルが複雑になったり，変数や項目数が膨大になったりする場合，モデルを数式で表現することもある．本書ではその具体的な方法については言及しないが，モデルを数式で表現する場合があること，複雑なモデルではパス図を用いるよりも簡潔に表現できる場合があることは最低限知っておくとよい．

また，共分散構造分析は現在多くの統計解析ソフトウェアで利用が可能である．パス図を描くだけで自動的に共分散構造分析ができる統計解析ソフトウェア（Amos，EQS，M-plusなど）も存在し，その多くでパス図から数式への変換機能が実装されている．一方，数式のみに対応するソフトウェア（Rなど）も存在する．分析を行いたいモデルの性質や解析者の能力，経済的負担（多くの統計解析ソフトウェアは高価である）を考慮してどれを用いるか検討する必要がある．なお，学術論文においては，使用したソフトウェア名に加えて，そのバージョンの報告が求められる．これはバージョンによって解析方法が異なることがあるためで，第三者による結果の検証に不可欠なものである．

3 モデルの適合性

共分散構造分析におけるモデルの適合性は，事前に設定した仮説に基づいて作成されたモデルを修正し，最適なモデルに近づけるための指標として用いられる．最終的にはモデル全体の評価（適合度の評価）を行うことになるが，他の手法と同様，ここでも適合度評価とよばれる手法が用いられる．以下に代表的なモデルの適合性の検証方法を示す．

a．χ^2検定

共分散構造分析において，モデルの全体の評価を行うための方法としてまず知っておきたいのが，χ^2検定である．これは，最尤推定を用いる場合で，かつサンプルサイズが十分に大きい時に適用されることが多い．検定の帰無仮説と対立仮説は，以下のようになる．

　　帰無仮説H_0：構成されたモデルと得られたデータが等しい
　　対立仮説H_1：構成されたモデルと得られたデータに差がある

χ^2検定をモデルの評価に利用することに対しては批判も少なくない．たとえば，帰無仮説が棄却されたとしても論理的には帰無仮説を消極的に肯定することしかできないことがあげられる．また，χ^2検定で分かることは，モデルと観測したデータに差があるかどうかということであって，それが必ずしもモデルの正しさを反映しているとは限らない．さらに，χ^2検定は他の検定と同様，サンプルサイズの影響を受けやすく，特にサンプルサイズが小さい場合には解が不安定となることが知られている．それ以外にもサンプルサイズが大きすぎる場合には第一種の過誤確率が増大するため，本来は帰無仮説を棄却できないのに誤って帰無仮説を棄却し，「構成されたモデルと得られたデータに差がある」という判断がされやすくなる．これらのことから，χ^2検定の結果のみを根拠として作成したモデルを評価することは困難であることが指摘されており，近年は「モデルが正しい」ということを仮定しない適合度指標を用いた適合度評価が主流となっている．

b．適合度評価

適合度評価は「モデルとデータがどのくらい適合しているか」を示す指標を用いてモデルを評価する手法のひとつである．提案されている指標は非常に数が多く，専門家の間でも具体的にどの場面でどの指標を利用することが妥当であるのかについて一定の結論は得られていない．そこで，ここでは適合度指標としてよく利用される，Goodness of Fit Index（GFI），Adjusted Goodness of Fit Index（AGFI），Comparative Fit Index（CFI），Root Mean Square Error of Approximation（RMSEA），Akaike's Information Criterion（AIC），Bayesian Information Criterion（BIC）の概略をそれぞれ解説していくことにする．

1) Goodness of Fit Index (GFI)，Adjusted Goodness of Fit Index (AGFI)

標本数に影響を受けにくく，基本的には0以上1以下の値をとり，値が大きいほどモデルへの当てはまりが良いとされている．学術論文等において，GFIの基準は0.9以上とされることが多いが，このことについての理論的な根拠は示されていない．GFIを自由度で調整したものがAGFIで，AGFIの解釈はGFIと同様である．GFIとAGFIの関係は，GFI≧AGFIであり，GFIとAGFIの値

を比較して大きな差があるモデルは好ましくないとされる．そのため，実際に利用する際には両方の値を計算して比較することが望ましい．

2) Comparative Fit Index (CFI)

CFIは開発者の名前からTLI (Tucker-Lewis Index) ともよばれ，CFI/TLIと表記されることもある．観測変数間に相関が全くない独立モデルとよばれるモデルを仮定し，作成されたモデルと比較を行って計算される指標である．1に近いほうが良いモデルとされ，理論的な根拠はないものの，一般には0.95以上が当てはまりの良いひとつの基準とされている．

3) Root Mean Square Error of Approximation (RMSEA)

RMSEAはモデルとデータの乖離を直接的に表現して計算している指標であり，0に近いほうが良いモデルとされる．理論的な根拠をもつ明確な基準はないものの，0.05より小さければ当てはまりがよく，0.1以上だと当てはまりが悪いと判断されることが多い．

4) Akaike's Information Criterion (AIC), Bayesian Information Criterion (BIC)

重回帰分析や多重ロジスティック回帰分析で解説したAICやBICといった情報量規準は，共分散構造分析のモデルの適合度評価でも利用される．値が小さいほうがモデルへの当てはまりが良いと判断されるが，「基準」ではない（「規準」と表記することに注意）ので決まった値があるわけではない．また，あくまで相対評価であるため，同じ変数を扱うモデル間の比較には利用可能だが，異なる変数を扱うモデル間では比較を行うことができない点に注意が必要である．詳しくはV「重回帰分析」(p94〜98) も併せて参照されたい．

構造方程式モデリングでは，事前に設定した仮説から作成した最初のモデルが最適でないことのほうが多いため，前述した適合度に関する指標や，統計解析ソフトウェアが提示する修正指数（modification index；モデルの適合度を上げるために加えるべき関係や制限の提案）を参考にしながら，仮説やモデルの修正を繰り返し，より当てはまりの良いモデルの作成を目指す．ただし，適合度指標は機械的に「基準」として採用するものではなく，検討と修正を繰り返していくことを念頭に置いたうえで利用する必要がある．また，修正指数も機械的に計算されるものであるため，実態との明らかな矛盾があれば採用すべきではない．高度な計算に基づく複雑なモデルであるからこそ，得られた結果を無条件に受けいれるのではなく，これまでに得られている臨床的な知見や感覚と矛盾や乖離がないかどうかも含めて検討を行う必要がある．

4 直接効果と間接効果

これまで，パス図を作成して統計モデルを統合することで，因果効果を推定するためのモデルを作ることができること，作成したモデルの評価は適合度指標などを用いて行うことなどを解説してきた．

さて，これらすべての作業が終了すると，最終的には図3-11や図3-15に示すようなパス係数を伴う，一定の適合度をもったパス図が作成できる．このようにして作成されたパス図において，例えば変数Xと変数Yの関係を検討する場合，XからYへの経路は必ずしも1通りであるとは限らない．図3-15を例にすると，バランス能力からQOLへの経路（パス）は，直接つながっているものと，ADLを経由しているものの2通りある．

ところで，ここで知っておきたい言葉として，直接効果，間接効果，全効果（総合効果）がある．これらはそれぞれ，ある観測変数から他の観測変数に対する影響度合いのうち，直接影響するもの，間接的に影響するもの，それらの値を合計したものを意味する．X（説明変数）とY（目的変数）の関係を例にすると，全ての（単方向の）経路の影響を考慮した効果，少々難解な表現を用いれば，モデルにおける外生変数を一定値に固定し，説明変数を1変化させてその影響を他の変数にも広げたときの目的変数の変化量のことを総合効果とよぶ．そのなかでX-Y間の直接の影響，つまり，モデルにおける説明変数以外の全ての変数を一定値に固定し，説明変数のみを1変化させたときの目的変数の変化量を直接効果とよぶ．間接効

果は，総合効果から直接効果を減じた値と定義される（間接効果＝総合効果＋直接効果）．また，間接効果のうち，変数Xと変数Y以外の変数でこれらの関係を仲介する変数（媒介変数とよぶ）の影響を媒介効果とよぶことがある．これらの値は行列計算によって求めることができ，変数Xと変数Yの間接効果（媒介効果）の大きさを媒介分析とよばれる検定を用いて解釈することもある．

それでは，例として，先ほど示した図3-11の関係を少し変えた図3-15を通して見ていくこととする．ここでは説明のため極めて簡略化された例を用いるが，実際にはもっと複雑なモデルが用いられる．この例では，研究者はバランス能力とQOLの関係に注目しているものとする．

まず，モデルを解釈するうえでは，因果関係と相関関係の仮定を把握し，偏回帰係数と回帰係数を明確に区別する必要がある．必要に応じて3つの変数に対してある1つの変数の影響を除いた相関係数である偏相関係数を求めることになるが，その計算方法はⅣ「相関分析」のp90〜93を参照されたい．

図3-15は全て単方向の矢線で構成されているから，これは因果関係を仮定しているモデルであることが分かる．したがって，矢線の横に示された値も全てパス係数（偏回帰係数）であり，これの情報から以下の値が得られる．

- バランス能力からQOLに対する直接効果（XY）：0.48
- バランス能力からADLに対する直接効果（XZ）：0.81
- ADLからQOLに対する直接効果（ZY）：0.66

上記の値を使って，バランス能力からQOLに対する総合効果を求める．因果関係が連鎖している場合，その積をとることができる（関係する全ての変数が相関関係にない場合は同様の計算が可能だが，ここでは解説を省略する．詳しくは成書を参考にされたい）．よって，バランス能力からADLを経由してQOLに至る効果はXZ×ZYで求められることになり，0.81×0.66≒0.53となる．

ところで，図3-15の例では間接効果は先ほど求めた「バランス能力からADLを経由して

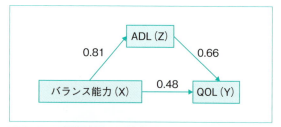

図3-15　直接効果と間接効果の例

QOLに至る効果（XZ→ZY）のみであるので，総合効果は直接効果と間接効果の和で求めることができ，式3-22に示す通りとなる．

総合効果＝XY＋XZ×ZY　　………… 式3-22

よって，式3-22にそれぞれの値を代入して図3-15の例における総合効果を求めると，0.48＋0.81×0.66＝1.01となる．

このように直接効果と間接効果を計算し，それぞれの大きさを検討することで，因果効果に関する議論が可能となる．繰り返しになるが，構成されたモデルの評価については値からのみで判断するものではなく，臨床的に矛盾があればそれは精度の良し悪しに限らず，利用価値がない可能性が十分に考えられることに注意したい．もちろんそれが新たな発見である可能性も否定はできないが，臨床感覚との矛盾や乖離がある場合，それは極めて稀である．

ここまで，共分散構造分析について簡略的に解説してきた．冒頭でも述べたように，共分散構造分析は入門書だけでも複数冊の書籍として成立する分析方法である．本項ではあえて詳細な解説は避けたため，本章を通して学術論文などを読み解く際に抵抗感が生まれないようにイメージを掴めてもらえていれば幸いである．

第3部の参考文献

第3部「統計解析」を構成するにあたって参考にした文献を以下に列挙した．本書をふまえてより発展的・実践的な内容を学習する際には，これらの文献を参照されたい．

1) Geoffrey RN, David LS：PDQ Statistics 3rd ed. B.C. Decker, 2003.
2) 奥田千恵子：医薬関係者のための評価スケールの使い方と統計処理．金芳堂，2007.
3) 新谷 歩：今日から使える医療統計．医学書院，2015.
4) 豊田秀樹：共分散構造分析［入門編］ 構造方程式モデリング．朝倉書店，1998.
5) 豊田秀樹：共分散構造分析［応用編］ 構造方程式モデリング．朝倉書店，2000.
6) 豊田秀樹：共分散構造分析［技術編］ 構造方程式モデリング．朝倉書店，2003.
7) 永田 靖・棟近雅彦：多変量解析法入門．サイエンス社，2001.
8) 永田 靖：入門 統計解析法．日科技連出版社，1992.
9) 永田 靖：入門 実験計画法．日科技連出版社，2000.
10) 日本統計学会（編）：改訂版 統計学基礎．東京図書，2015.
11) 粕谷英一：生物学を学ぶ人のための統計の話 きみにも出せる有意差．文一総合出版，1998.
12) 小杉考司・清水裕士（編著）：M-plusとRによる構造方程式モデリング入門．北大路書房，2014.

第4部

研究の発表

Ⅰ. 学会発表

Ⅱ. 論文執筆

Ⅲ. 研究の質の向上に向けて

I．学会発表

竹田徳則

　研究で得た知見を発表する機会としては，学会発表と論文投稿がある．これらを行う必要な背景や理由として，中村[1]は，研究や臨床には多くの場合，研究対象者の協力により成り立っているため，彼らに対する報告や社会一般へ公表する義務があるとしている．

　また，公表することによって，類似する研究の内容が蓄積され，一定の傾向や法則を導き出すことが可能となる．一方，公表することにより他者から肯定的・否定的な両面の評価を受ける．しかし，これによって研究や臨床がさらに進展したり，他の公表者とつながったりできる利点がある．

　ただし，学会発表の場合には，たとえ優れた内容であったとしても直接発表を聞いたり，その場で質問や確認できる人は限られている．一方，論文として公表すると多くの人の目に留まり，他の研究で引用されるなど研究の波及効果につながる．

　本項Iでは学会発表について解説する．

　学会発表までの過程は，発表内容と題名の決定，発表する学会の決定，抄録作成，登録，査読結果の通知，発表資料作成，予演会，発表となる．

1 発表内容と題名

　発表内容は，研究計画書の背景・目的・対象と方法などに沿った内容で構成する．題名は，発表内容を簡潔で正確に表し，読者が題名を見て内容を具体的に想像できるものにする．

　例えば題名が，
「片麻痺症例の日常生活活動」
「左片麻痺症例の日常生活活動」
「左片麻痺で半側空間失認を合併した症例の日常生活活動」
「左片麻痺で半側空間失認を合併した症例の更衣動作」
「左片麻痺半側空間失認症例における更衣動作の特徴」
とあった場合，発表内容を具体的に想像できるのは一体どれであろうか．

2 発表する学会の決定

　発表は，自身が所属している学会のうち誰（どの専門職）に対して発信したい内容なのかを見極めたり，自身の発表する題名と同様の発表が多い学会や学会の演題登録区分などを参考にして決める[1]．

　また，これまでの発表経験の有無を考慮して，職場内報告会・研究会・県学会・地域学会・全国学会・国際学会の段階を念頭に置き決める．発表する学会を決めたら演題の登録概要などを確認し，抄録作成に取りかかる．

3 抄録作成

　発表する学会によって抄録の字数が決められている．例えば，日本作業療法学会では1,500字以内，日本公衆衛生学会総会では980字以内，日本認知症ケア学会では748字以内（2016年度学会）などで違いがある．

　抄録に書くべき項目は，各学会で多少異なるが，一般的には構造化して，【　】（隅付きカッコ）を用いて，【はじめに（背景）】，【目的】，【対象・方法】，【結果】，【考察】を基本としている．構造

化して記載することにより，読者は項目ごとの内容を確認しやすい．

抄録は論旨明快な文章記載を心がけ，読者の理解を高めるために必要な数値を要所に記載する．また，共同演者にも必ず意見をもらい推敲を重ねて抄録内容の質を高める．

4 登　録

登録はインターネット使用にて学会ホームページ上の案内に従って進めていく．留意点として，演者の登録人数には上限がある．例えば，日本作業療法学会では筆頭者含めて5人，日本公衆衛生学会総会は同15人，日本認知症ケア学会は同10人で違いがある（2016年度学会）．また，発表種別の選択が必要な場合には，口述かポスターのいずれかを選択する．最後に，抄録を添付して送信する．

その後，学会事務局より登録受付完了のメールが，自身が登録したe-mailアドレスに送信される．なお，抄録の修正は一定期間許されている．

5 査読結果の通知

登録後一定期間経つと学会事務局から登録したe-mailアドレス宛で採択・非採択の連絡がある．採択の場合には，発表種別が口述かポスターかの別，発表日時と会場が記されている．

6 発表資料作成

発表資料は，口述・ポスターいずれの場合にも，視覚的効果を高めるためにPowerPoint®などのプレゼンテーション作成ソフトを使用して作成する（以下，スライド）．

a．口述発表の場合

発表資料の構成は抄録に準じて【はじめに（背景）】，【目的】，【対象・方法】，【結果】，【考察】，

表4-1　学会発表資料に記載すべき項目・内容

- 題名・発表者・所属など
  （口述：1枚目ポスター：上段）
- 【はじめに】
  演題に関する状況や問題と課題
- 【目的】
  報告で明らかにする内容
  【背景・目的】として1枚で示す場合もある
- 【対象・方法】
  対象者とその基本属性やリクルート法
  研究デザイン
  用いた機器と調査内容や評価項目
  実施手順
  目的変数と説明変数分析法有意水準
  研究倫理および利益相反の有無
- 【結果】
  極力図表を用いる
  棒グラフ折れ線グラフ円グラフレーダーチャートなど
  結果記載順序は【方法】で示した順序と対応させる
- 【考察】（ポスターでは【結論】）
  結果の示している意味
  結果に対する解釈
  先行研究との比較
- 【謝辞】
  研究対象者への謝辞
  研究助成金の明記

【謝辞】の順で項目分けする．口述の場合は，スライド1枚を1分で報告すると聞き手が理解しやすい．もしくは発表時間（分）×1.5枚を基本とする．7分発表の場合には7〜10枚程で仕上げる．

聴衆の視覚的効果を高めるためには，横書きを原則とし，文字はゴシック体を基本使用する．スライド1枚に記載する行数は10行程度，1行最大20字を基本とする．文字のフォントは，表題40〜44ポイント，小見出し32〜36ポイント，小見出しの内容24〜28ポイント程度で，階層性に配慮して大小を使い分け構成する．

各スライドの配色は，背景を「白」，文字を「黒」表記を基本として，多色を用いずシンプルに仕上げる．記載すべき項目・内容を表4-1に示したので参照されたい．

b．ポスター発表の場合

ポスターの構成は【はじめに（背景）】，【目的】，【対象・方法】，【結果】，【結論】，【謝辞】の記載を基準とする．作成は横書きを原則とし，文字はゴシック体を基本とする．文字の大きさは表題

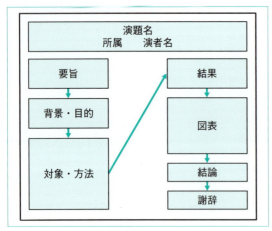

図4-1 ポスター構成例①

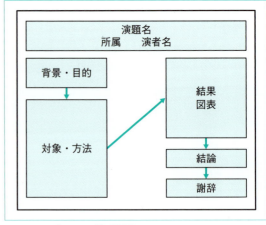

図4-2 ポスター構成例②

50〜60ポイント，小見出し40〜44ポイント，小見出しの内容32〜36ポイント程度で，口述資料より大きい文字を用いる．

聴衆が1m前後まで近づかないと読み取れない文字の大きさでは小さい．配色は口述資料より多色を用いる場合が多い．

また，ポスターでは，図4-1と図4-2に示した通り，その上段に【要旨】か【結論】を簡潔に記載し，聴衆の興味関心を引く構成の工夫も必要である．記載すべき項目・内容は口述同様で表4-1を参照されたい．

作成したスライド資料それぞれをB4判もしくはA3判で印刷して，指定されたボード上（縦1,450〜1,800mm，横850〜900mm）に掲示する．もしくは，スライド作成時の書式設定をあらかじめ大きくA0判（1,189mm×841mm）に設定しておき，1枚にすべてを記載する．1枚で仕上げる場合には，1段組で構成すると1行の文字数が多くなり，聴衆は1文を読み取るのに苦労する．したがって，2段組みを基本として[2)]全体を構成する（図4-1，2）．ポスターをA4判などに縮刷したハンドアウトを準備してポスター下端などに付けておき，必要に応じて持ち帰ってもらっている発表者もいる．

なお，1枚のポスターに仕上げるためには大型印刷機が必要となる．印刷業者に依頼する場合には費用が発生するため事前に金額を確認しておくことが肝心である．

表4-2 発表の仕方・留意点

口述発表の場合
①指定時間内で発表を終えるために練習を繰り返す
②発表原稿を読むよりスライドをそのまま説明（読む）するほうが聞き手は分かりやすい 　⇒スライド表示に従って読む．発表原稿とスライドの表記が異なると聴衆は混乱する
③発表原稿を用いる場合，マイクに向かって話す
④重要な箇所は極力ポインター（指示棒）で指し示す
⑤発表前に演台周りを確認しておく
⑥座長へ自己紹介しておく

ポスター発表の場合
①〜④，⑥は口述発表と同様
⑦ポスターレイアウトの工夫 　⇒進む（読む）順番が分かるようにする
⑧結果表示は極力図表を用いる 　⇒図の場合縦軸・横軸の単位を記載する
⑨指定された時間内掲示しておく 　⇒貼り出しと撤去の時間を厳守する

7 予演会・発表の仕方

口述およびポスター発表の仕方・留意点について表4-2に示した．初心者は発表原稿を作成してそれを読みながら報告する場合が多い．しかし，声の通りが悪くなるのでマイクに向かって話す．発表の回数を重ねるごとにスライドやポスターを直接指し示しながら発表することを目指す．発表に先立って，予演会を行い指定時間内で終えたり，想定される質問と回答を前もって検討しておくと発表前の不安が多少解消される．

文　献

1) 中村好一：基礎から学ぶ　楽しい学会発表・論文執筆．医学書院，2013．
2) 酒井聡樹：これから学会発表する若者のために　ポスターと口頭プレゼン技術．共立出版，2008．

II. 論文執筆

竹田徳則

研究の新規性や得られた知見を誰に読んで欲しいのか，誰にとって読む価値のある内容の論文かを考えて，投稿する国内外の学術誌や商業誌を選択する．そして，当該誌への投稿可能な論文の種別を確認する．例えば，「作業療法」誌では，「論考」「総説」「研究論文」「実践報告」「短報」に分けられている[1]．

一般的には，論文とは原著(研究論文)を指す．その短縮版が短報である．いずれにしても投稿した論文は，通常2～3名の査読者による査読があり，それをクリアすると採択され晴れて掲載となる．

投稿時の留意点として，他の学術誌などにすでに発表または投稿中の論文と本質的に同じ論文を投稿する二重投稿は，不正行為にあたる[2]．

1 論文の基本構成

論文の基本構成は，論文題名・要旨・Key Words・執筆者と所属，本文は，はじめに(背景・目的)・方法・結果・考察・研究の限界課題・結論(まとめ)・謝辞・文献からなる．以下にそれぞれで記載すべき内容や留意点を述べる．

1) 論文題名

前述の学会発表の題目と同様に考え，読者が題名を見て論文の内容を具体的に想像できる題名とする．もしも題名が長くなる場合には副題を付ける．

2) 要旨

論文の内容について要点を重要な数値を含めて和文や英文で所定の字数に要約して示す．要旨は，目的・方法・結果・結論 の順で記載する．字数は，投稿雑誌の規定に従う．例えば，「作業療法」誌では，和文300字，英文100～250ワード以内である[1]．例として，筆者の論文の要旨を紹介する[3]（次ページ参照）．

3) Kye Words

論文内容の特徴を表す単語をキーワードとして記載する．投稿雑誌によって異なるが3～5つ指定されている場合が多い．キーワードは，論文掲載後に抄録・索引サービスで正しく識別されるようにするために必要となる．キーワードは，例えば，作業療法キーワード集[4]，和文であれば医学中央雑誌のシソーラス(類語)[5]，英文であればMeSH (Medical Subject Headings) にある用語[6]を参考にするとよい．

4) 執筆者と所属

執筆者は共著者を含み，オーサーシップ(著者資格)に基づき論文執筆時のみならずその研究に参画・寄与し論文の内容に責任をもつ．したがって，データ収集時の協力者や助言者に関しては，後述の謝辞でその旨を記載する．論文著作者が適正に公表されない不適切なオーサーシップも不正行為にあたる[2]ので注意を要する．

オーサーシップの条件は，以下を満たす場合が該当する[7,8]とされている．

① 研究の着想やデザイン，またはデータの入手，分析，もしくは解釈について実質的な貢献をする．
② 原稿の起草または重要な知的内容に関わる批判的な推敲に関与する．
③ 出版原稿への最終承認をする．
④ 研究のいかなる部分についても，正確性あるいは公正性に関する疑問が適切に調査され，解決されるようにし，研究すべての側面について説明責任があることに同意する．

執筆者の記載順は，一般的には論文を中心に執筆した人が筆頭でそれ以降は，研究に貢献した順に記載する．ただし，研究機関所属の場合には，

最後に指導的立場の人が記載されている場合がある[9]．なお，執筆者と所属は英名でも表記する場合が多い．

5）本　文

①はじめに：背景・目的

論文題目や内容に関連する先行研究のレビューに基づき背景を記載しつつ，研究内容の重要性や意義と希少価値を書き，何を明らかにしようとしているのか「目的」を記載する〔第1部Ⅵ「研究計画の立案」(p29～31)を参照〕．

記載の例として，「Aという課題を明らかにすることは重要で意義がある．先行研究では，AについてBやCは分かって（実践されて）いる．しかし，Aについては重要であるにもかかわらずDとの関連は十分明らかにされていない．そこで，本研究の目的は，AとDの関連を明らかにする」などと記載する．

②方　法

方法には，研究対象者の属性や選択（リクルート）基準と分析対象者の基準や逆に除外基準，評価に使用したツールや評価や調査手順，分析の枠組みや統計手法などを記載する．方法は，他者が同様の方法で追試や再現が可能となる記載に努める．

また，研究対象者へのインフォームド・コンセントの方法，（研究）倫理審査委員会の承認を受けた場合には承認番号を含めて記載する．（研究）倫理審査委員会が設置されていない職場では，事前に施設長や院長の承諾を得たり，出身作業療法養成施設や他の研究機関にて申請・承認を受けたうえで研究対象者に行ったインフォームド・コンセントについて記載する〔第1部Ⅵ「研究計画の立案」(p29～31)を参照〕．また，利益相反の有無についても記載しておく必要がある．

要旨（和文）：本研究の目的は，地域在住高齢者におけるうつの程度別による趣味の種類を明らかにし，趣味によるうつ予防・支援の手がかりを得ることである．対象は地域在住高齢者71,097人で，趣味ありが42,129人，趣味なしが28,968人，趣味ありのうちGDS-15では，うつなしが33,659人，うつ傾向と状態は8,470人であった．全対象の趣味の種類では，散歩／ジョギングや園芸が多く，趣味によるうつ予防・支援ではこれらを用いることが受け入れられやすいと考えられた．うつの程度別では男女ともに，うつなしはスポーツ的，観光，文化的な趣味が多い一方，うつ傾向と状態ではパチンコや将棋／囲碁／麻雀が多いという特徴があった．

Kye Words：介護予防，うつ予防・支援，趣味，地域在住高齢者

Characteristics of hobbies of community-dwelling older people by degree of depression：
Clues for depression prevention and support

Abstract

The purpose of this study was to clarify the types of hobbies participated in by community-dwelling older people by degree of depression, and to obtain clues for preventing depression or supporting those with depression with a focus on hobbies. Subjects were 71,097 community-dwelling older people, of whom 42,129 had a hobby and 28,968 did not. Among subjects with a hobby, 33,659 subjects did not have depression and 8,470 had a tendency towards depression or were depressed according to the GDS-15 scale. Among all subjects, the most common hobbies were walking/jogging and gardening. Methods to prevent depression and support those with depression that incorporate hobbies may be easier to implement if they utilize the above hobbies. When stratified by depression levels, both men and women without depression were more likely to have sports, sightseeing or cultural activities as their hobbies, while those with a depressive tendency or depression were more likely to have pachinko or igo/shogi/majan as their hobbies.

Keywords：care prevention, depression prevention and support, hobbies, community-dwelling older people

〔竹田徳則・他，2014[3]〕

③結 果

　方法で記載した評価や調査に関するデータを記載する．結果の記載順は，方法の手順に準ずる．結果は事実のみを記載し自分の意見や解釈は書かない．また，結果では文献引用はしない．結果を分かりやすく提示するには，図表を効果的に用いる．
　また，文章では読者の手がかりとなる数値を記載して量的な比較を可能にする．例えば次のような示し方である．

> 趣味「あり」の割合は，社会経済的地位の高い層ほど高かった．例えば，教育年数6年未満でかつ200万円未満の低所得層45.2％に対して，13年以上かつ400万円以上では，91.4％と2倍であった[10]．

④考 察

　考察では，結果に対する解釈を記載する．考察の展開では以下を留意する．
● 先行研究・実践と比較して再確認できたこと・新しく明らかとなったことについて，なぜそうなったのか，考えられることを記述するのが考察である．したがって，先行研究や実践を引用して裏付けを記述する．
● 結果に書かれていない事実が突然考察に記載があってはならない．
● 得られた結果の要約・得られた結果の信頼性（再現性）と妥当性（適切性）に言及する．ひとつの研究で実証できるのは「影響」ではなく「関連」であり「効果」ではなく「変化」である可能性が多い．統計的に耐えうるデータだとしても「影響や効果の可能性」にとどめることが多い[11]．
● 考察の最後で得られた知見のもつ研究の意義やそこから得られる示唆などを含めて，本研究のどこが新しいのかが分かるように書くことが原著では必須である．

⑤研究の限界・課題に言及

　本研究で解明できなかった課題，解明に至らなかった原因や限界，今後取り組んだりして検証していかなくてはならない内容などを記載する．ただし，研究の限界・課題は，考察の最後の部分に引き続き記載する場合もある．

⑥結 論

　研究の結論として，研究目的に対する回答を記載する．本研究では「□□は△△であることが明らかとなった」などと端的に記載する．なお，結論は目的の数に対応させる．

⑦謝 辞

　研究の実施や論文の公表にあたって，調査や実験で協力してもらった研究対象者やオーサーシップの条件を満たさない協力者に対して謝辞などの形で記載する．
　また，各種研究費の助成を受けた研究の場合は，研究費助成名を記載して，助成元への説明責任を果たす．

⑧文 献

　投稿する雑誌の投稿規程に準じて書誌情報を記載する．雑誌と著書では記載内容が異なる．また，インターネット公開のオンライン情報や官公庁の資料などは，入手先サイトと閲覧日（参照日）を記載する〔第1部Ⅵ「研究計画の立案」(p29～31)を参照〕．

2 文章の留意点

a．分かりやすく短文で書く

　一文は短文記載を心がけ，句点（．）や読点（，）を含めて，50～60字とする[12]．文字数が多く長文になると文の構造（主語・修飾語・述語）の関係が崩れやすい．また，推敲を繰り返すことで極力短文に仕上げる．
　その他に留意すべきこととして，正確な語句を用いたり，一文と一文や段落間の関係性が明らかとなるように接続詞を適切に使い分けたりすることもあげられる．

b．論文の文献引用記載

　論文の文章中での記載法には二通りある[13]．

1) ハーバード法

　引用する論文著者名を文章のなかに記載する方法を指す．この場合には「…（著者名，発表年）．」で記載する．

2) バンクーバー法

　引用する論文にあらかじめ引用順か著者名のアルファベット順に並べて番号を付しておく．この

場合には「…^{文献番号}.」と右上付けで記載する．

なお，本書に記載している文献はバンクーバー法に準じた記載法を用いている．

文　献

1) 一般社団法人日本作業療法士協会：投稿規程（2016年2月15日付）．作業療法，**35**(6)：691-693，2016．
2) 文部科学大臣決定：研究活動における不正行為への対応等に関するガイドライン．2014．(http://www.mext.go.jp/b_menu/houdou/26/08/__icsFiles/afieldfile/2014/08/26/1351568_02_1.pdf)〔2017年9月26日確認〕
3) 竹田徳則・他：地域在住高齢者におけるうつの程度別による趣味活動の特徴　うつ予防・支援の手がかりとして．作業療法，**33**(4)：337-346，2014．
4) 一般社団法人 日本作業療法士協会：作業療法キーワード集(2016年10月改訂)．(http://www.jaot.or.jp/science/key-word2015.html)〔2017年9月26日確認〕
5) NPO医学中央雑誌刊行会：医学中央雑誌とは(サービス案内)医学用語シソーラス．(http://www.jamas.or.jp/service/service_o/thesaurus_list.html)〔2017年9月26日確認〕
6) MeSH (Medical Subject Headings)：(https://www.nlm.nih.gov/mesh/)〔2017年9月26日確認〕
7) 日本医学会日本医学雑誌編集者会議：医学雑誌編集ガイドライン．2015．(http://jams.med.or.jp/guideline/jamje_201503.pdf)〔2017年9月26日確認〕
8) ICMJE (International Committee of Medical Journal Editors)：Defining the Role of Authors and Contributors. (http://www.icmje.org/recommendations/browse/roles-and-responsibilities/defining-the-role-of-authors-and-contributors.html)〔2017年9月26日確認〕
9) 中村好一：基礎から学ぶ　楽しい学会発表・論文執筆．医学書院，2013．
10) 竹田徳則・他：連載日本の高齢者—介護予防に向けた社会疫学的大規模調査5　地域在住高齢者の趣味活動と社会経済的地位．公衆衛生，**69**(5)：406-410，2005．
11) 近藤克則：集中講座研究入門第5回　論文の種類と原著論文の構成．総合リハビリテーション，**44**(5)：432-435，2016．
12) 野内良三：日本語作文術　伝わる文章を書くために．中公新書，pp23-24，2010．
13) 廣谷速人：論文のレトリック　医学研究発表のTips & Pitfalls改訂第2版．南江堂，pp263-264，2001．

Ⅲ. 研究の質の向上に向けて

竹田徳則

　1990年初頭にGordon Guyattが提唱したEBM（Evidence-Based Medicine）の提供は，疾患の多様化とQOL向上の観点からさらにさまざまな領域において求められている．作業療法においてもEBMやEBP（Evidence-Based Practice）の提供は当然求められ，また，以前にも増して作業療法士を目指す学生もEBMを口にする．しかしながら，EBMを実践するには，その根拠となる論文とその多寡や研究の種類を知っておく必要がある．

　ここでは，EBM実践につながる研究や論文について，知っておくべきCONSORT声明，PRISMA声明，STOROBE声明について述べる．

a. CONSORT声明

　研究の内容が新規的であるのかないのか．人を対象とした研究の場合では，治療・訓練（介入）効果の有無，特に効果「あり」を示した研究の報告であれば，類似の研究や臨床に取り組んでいる研究者やセラピストは，その知見に対して注目するし臨床で応用する．

　臨床応用につながる効果を示す場合には，研究対象者として，「対象群」と「対照群」を設定したランダム化比較試験（RCT）が必要となる．これに基づく研究とその成果を論文として公開（発表）するには，内容の質が問われる．これを保障する統一基準として，CONSORT声明（Consolidated Standards of Reporting Trials）がある．1996年に公表され2001年の改訂を経て，現在CONSORT 2010声明に至っている[1,2]．これには，EBMにつながるRCTを報告する際の内容に含めるべき必要な項目が明記されている．

　その内容は，25項目のチェックリストとフローチャートから構成されている．表4-3に「ランダム化比較試験を報告する際に含まれるべき情報のCONSORT 2010チェックリスト」を示した．また，図4-3に「2群間並行ランダム化試験結果の各段階の経過を示すフローチャート（組入れ・割振り・追跡・解析）」を示した．

　前述Ⅱ「論文執筆」のp126〜128において，記載すべき項目と内容，留意点を述べた．CONSORT 2010では，RCTを報告する論文の場合には表4-3に基づくと，例えばタイトル・抄録（項目番号 1a）では，タイトルに「ランダム化比較試験」であることや，抄録は「構造化抄録」とすることが明記されている．また，方法や結果においては，どのように研究対象者に組入れたのか，どのようにランダム化として割振られたのか，追跡されたのか，どのように解析されたのかを，図4-3のフローチャートを用いて示す．

　つまりCONSORT 2010声明の表4-3と図4-3は，論文の著者と論文の査読者，読者にとって論文の内容を確認するプロトコルである．これはRCTに限らず論旨明快な論文執筆のための参考とすべき声明である．

b. PRISMA声明

　CONSORT声明は，RCTの質を保障する統一基準であるが，これに準じた論文のメタ・アナリシスによる情報は，最も信頼性の高いエビデンスとされる[3]．したがって，文献研究においても質を保障するチェックリストが必要とされる．

　2009年のPRISMA声明には，システマティック・レビュー，メタ・アナリシス分析において報告（記載）すべき項目が示されている．これは27項目のチェックリストおよび4段階のフローチャート（特定・選抜・適格性・採用）で構成されている[3,4]．表4-4と図4-4には文献研究における，文献検索の方法や検索で絞られた論文内容の統合，要約を満たすプロセスが示されている．

表4-3 ランダム化比較試験を報告する際に含まれるべき情報のCONSORT 2010チェックリスト*
CONSORT 2010 checklist of information to include when reporting a randomized trial

章/トピック (Section/Topic)	項目番号 (Item No)	チェックリスト項目 (Checklist Item)	報告頁 (Reported on page No)
タイトル・抄録 (Title and Abstract)			
	1a	タイトルにランダム化比較試験であることを記載.	
	1b	試験デザイン (trial design), 方法 (method), 結果 (result), 結論 (conclusion) の構造化抄録 (詳細は「雑誌および会議録でのランダム化試験の抄録に対する CONSORT 声明」を参照).	
はじめに (Introduction)			
背景・目的 (Background and Objective)	2a	科学的背景と論拠 (rationale) の説明.	
	2b	特定の目的または仮説 (hypothesis).	
方法 (Method)			
試験デザイン (Trial Design)	3a	試験デザインの記述 (並行群間, 要因分析など), 割付け比を含む.	
	3b	試験開始後の方法上の重要な変更 (適格基準 eligibility criteria など) とその理由.	
参加者 (Participant)	4a	参加者の適格基準 (eligibility criteria).	
	4b	データが収集されたセッティング (setting) と場所.	
介入 (Intervention)	5	再現可能となるような詳細な各群の介入. 実際にいつどのように実施されたかを含む.	
アウトカム (Outcome)	6a	事前に特定され明確に定義された主要・副次的アウトカム評価項目. いつどのように評価されたかを含む.	
	6b	試験開始後のアウトカムの変更とその理由.	
症例数 (Sample size)	7a	どのように目標症例数が決められたか.	
	7b	あてはまる場合には, 中間解析と中止基準の説明.	
ランダム化 (Randomization)			
順番の作成 (Sequence generation)	8a	割振り (allocation) 順番を作成 (generate) した方法.	
	8b	割振りのタイプ:制限の詳細 (ブロック化, ブロックサイズなど).	
割振りの隠蔵機構 (Allocation concealment mechanism)	9	ランダム割振り順番の実施に用いられた機構 (番号付き容器など), 各群の割付けが終了するまで割振り順番が隠蔵されていたかどうかの記述.	
実施 (Implementation)	10	誰が割振り順番を作成したか, 誰が参加者を組入れ (enrollment) たか, 誰が参加者を各群に割付けた (assign) か.	
ブラインディング (Blinding)	11a	ブラインド化されていた場合, 介入に割付け後, 誰がどのようにブラインドかされていたか (参加者, 介入実施者, アウトカムの評価者など).	
	11b	関連する場合, 介入の類似性の記述.	
統計学的手法 (Statistical method)	12a	主要・副次的アウトカムの群間比較に用いられた統計学的手法.	
	12b	サブグループ解析や調整解析のような追加的解析の手法.	
結果 (Results)			
参加者の流れ (Participant flow) (フローチャートを強く推奨)	13a	各群について, ランダム割付けされた人数, 意図された治療を受けた人数, 主要アウトカムの解析に用いられた人数の記述.	
	13b	各群について, 追跡不能例とランダム化後の除外例を理由とともに記述.	
募集 (Recruitment)	14a	参加者の募集期間と追跡期間を特定する日付.	
	14b	試験が終了または中止した理由.	
ベースライン・データ (Baseline data)	15	各群のベースラインにおける人口統計学的 (demographic), 臨床的な特性を示す表.	
解析された人数 (Number analyzed)	16	各群について, 各解析における参加者数 (分母), 解析が元の割付け群によるものであるか.	

表4-3 つづき

章/トピック (Section/Topic)	項目番号 (Item No)	チェックリスト項目 (Checklist Item)	報告頁 (Reported on page No)
アウトカムと推定 (Outcome and estimation)	17a	主要・副次的アウトカムのそれぞれについて，各群の結果，介入のエフェクト・サイズの推定とその精度（95%信頼区間など）．	
	17b	2項アウトカムについては，絶対エフェクト・サイズと相対エフェクト・サイズの両方を記載することが推奨される．	
補助的解析 (Ancillary analysis)	18	サブグループ解析や調整解析を含む，実施した他の解析の結果．事前に特定された解析と探索的解析を区別する．	
害 (Harm)	19	各群のすべての重要な害(harm)または意図しない効果．	
考察 (Discussion)			
限界 (Limitation)	20	試験の限界，可能性のあるバイアスや精度低下の原因，関連する場合は解析の多重性の原因を記載．	
一般化可能性 (Generalisability)	21	試験結果の一般化可能性（外的妥当性，適用性）．	
解釈 (Interpretation)	22	結果の解釈，有益性と有害性のバランス，他の関連するエビデンス．	
その他の情報 (Other information)			
登録 (Registration)	23	登録番号と試験登録名．	
プロトコル (Protocol)	24	可能であれば，完全なプロトコルの入手方法．	
資金提供者 (Funding)	25	資金提供者と他の支援者（薬剤の供給者など），資金提供者の役割．	

*本声明は，各項目についての重要な解説を記載したCONSORT 2010解説の詳細とともに用いることを強く推奨する．

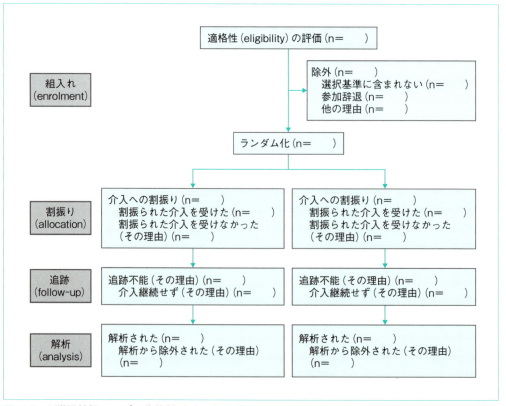

図4-3 2群間並行ランダム化比較試験の各段階の過程を示すフローチャート（組入れ，介入への割振り，追跡，データ解析）

表4-4 システマティック・レビューまたはメタ・アナリシスを報告する際の項目チェックリスト

章/トピック (Section/Topic)	項目番号 (Item No)	チェックリスト項目 (Checklist Item)	報告頁 (Reported on page No)
タイトル (Title)			
タイトル (Title)	1	研究報告がシステマティック・レビューなのか,メタ・アナリシスなのか,あるいはその両方なのかを特記すること.	
要約 (Abstract)			
構造化抄録 (Structured summary)	2	場合に応じて,背景,目的,データソース,研究の適格基準,参加者,介入,研究評価と統合方法,結果,限界,結論ならびに主な発見の意味,システマティック・レビューの登録番号を含む構造化抄録を提供すること.	
序論 (Introduction)			
論拠 (Rationale)	3	既知の状況と照らし合わせ,レビューの理論的根拠を記述すること.	
目的 (Objective)	4	参加者,介入,比較,成果,および研究デザイン(PICOS)と関連づけて,処理される問題点に関する明確なステートメントを提供すること.	
方法 (Methods)			
プロトコルと登録 (Protocol and registration)	5	レビューのプロトコルの有無,そのアクセスの可能性とアクセス可能な場所(例えば,Webアドレス)を示し,また,入手可能な場合は,登録番号を含む登録情報を提供すること.	
適格性基準 (Eligibility criteria)	6	適格性基準とされる研究の特徴(例えば,PICOS,追跡期間の長さ)と報告の特徴(例えば,検討年数,発表言語,発表状態)を明記し,理論的根拠を与えること.	
情報ソース (Information source)	7	検索したすべての情報ソース(例えば,データベースと対象期間,追加的研究を特定するための研究著者への連絡)ならびに最後検索日を記述すること.	
検索 (Search)	8	少なくとも1つのデータベースについて,再現できるように,使用されたすべての制限を含む完全な電子的検索式を示すこと.	
研究の選択 (Study selection)	9	研究の選択過程(すなわち,スクリーニング,適格性判定,システマティック・レビューへの採用,また,可能な場合はメタ・アナリシスへの採用)を述べること.	
データの収集過程 (Data collection process)	10	研究報告からデータ抽出の方法(例えば,予備的なデータフォーム,独立的に抽出,二重的に抽出)ならびに調査者よりデータの取得と確認をするあらゆるプロセスを記述すること.	
データ項目 (Data item)	11	データ検索の手がかりとなったすべての変数(例えば,PICOS,研究資金)および行われたあらゆる仮定と単純化を列挙し,定義すること.	
各研究のバイアス危険 (Risk of bias in individual studies)	12	各研究のバイアス危険を評価する方法(この作業が研究あるいは成果レベルで行われるかの明記を含む),また,この情報がすべてのデータの統合にどのように使われるかを記述すること.	
要約指標 (Summary measure)	13	主な要約指標(例えば,リスク比,平均差)について記述すること.	
結果の統合 (Synthesis of results)	14	データの処理方法,そして実施されていれば各メタ・アナリシスにおける一致性指標(例えば,I^2統計値)を含め,研究結果の統合方法を記述すること.	
研究全般のバイアス危険 (Risk of bias across studies)	15	累積エビデンスに影響しうるあらゆるバイアス危険(例えば,発表バイアス,研究内の選択的報告)の評価を明記すること.	
追加的な分析 (Additional analysis)	16	追加的な分析方法(例えば,感度あるいはサブグループ解析,メタ回帰)が実施されていれば,その方法を説明し,そのうちいずれがあらかじめ指定されたかを示すこと.	
結果 (Rrsults)			
研究の選択 (Study selection)	17	スクリーニングされ,適格性が評価され,レビューに採用された研究の数を各段階で除外された理由とともに提示し,理想的にはフローチャートを用いること.	

表 4-4 つづき

章/トピック (Section/Topic)	項目番号 (Item No)	チェックリスト項目 (Checklist Item)	報告頁 (Reported on page No)
研究の特徴 (Study characteristic)	18	各研究について，データの抽出が行われる手がかりとなった特徴（例えば，研究の規模，PICOS，追跡期間）を提示するとともに引用を示すこと．	
研究内バイアス危険 (Risk of bias within study)	19	各研究のバイアス危険に関するデータ，また，可能な場合は成果レベルにおけるあらゆる評価を提示すること（項目12参照）．	
各研究の結果 (Results of individual studies)	20	各研究において検討されたすべての成果（有益あるいは有害）について，(a) 各介入群に関する簡単な要約データおよび (b) 効果推定値と信頼区間を提示し，理想的にはフォレストプロットを用いること．	
結果の統合 (Synthesis of results)	21	実施した各メタ・アナリシスの結果（信頼区間と一致性の指標を含む）を提示すること．	
研究全般のバイアス危険 (Risk of bias across studies)	22	研究全般のバイアス危険に関するあらゆる評価の結果を提示する（項目15参照）こと．	
追加的な分析 (Additional analysis)	23	追加的な分析（例えば，感度あるいはサブグループ解析，メタ回帰）が行われた場合，その結果を提示する（項目16参照）こと．	
討論 (Discussion)			
エビデンスの要約 (Summary of evidence)	24	各主要な成果のエビデンスの強さを含む主な知見を要約すること；それらが主要なグループ（例えば，医療提供者，利用者および政策決定者）との関連性を検討すること．	
限界 (Limitation)	25	研究および成果レベルにおける限界（例えばバイアスの危険），さらにレビューレベルにおける限界（例えば，特定された研究が完全に検索されていない，報告バイアス）について議論すること．	
結論 (Conclusion)	26	結果の一般的解釈を他のエビデンスと関連づけて提示するとともに，今後の研究への意味を示すこと．	
資金 (Funding)			
資金 (Funding)	27	システマティック・レビューの資金源および他のサポート（例えば，データの提供），ならびにシステマティック・レビューにおける資金提供者の役割について記述すること．	

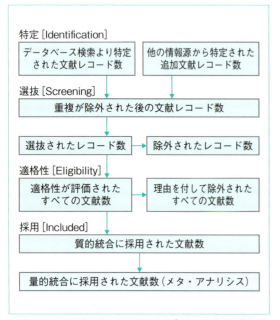

図 4-4 システマティック・レビューの各段階における情報の流れ

c. STOROBE 声明

EBM につながる研究には，観察研究（横断研究・コホート研究・症例対照研究）もある．これらを報告すべき際の統一基準を示したものが 2007 年の STOROBE 声明である．この声明は 22 項目からなるチェックリストで構成されている[5,6]．つまり観察研究の質を高めるためのガイドラインである．チェックリスト 22 項目のうち 18 項目は観察研究 3 つのデザインに共通し，残りの 4 項目はそれぞれの研究デザインに特化して記載する．これら 22 項目の内容は，質の高い研究計画（書）を考える際にも参考とすべき項目である（表 4-5）．

表4-5 STROBE声明：観察研究の報告において記載すべき項目のチェックリスト

	項目番号	推奨	報告頁
タイトル・抄録 [title and abstract]			
	1	(a) タイトルまたは抄録のなかで，試験デザインを一般に用いられる用語で明示する． (b) 抄録では，研究で行われたことと明らかにされたことについて，十分な情報を含み，かつバランスの良い要約を記載する．	
はじめに [introduction]			
背景 [background] / 論拠 [rationale]	2	研究の科学的な背景と論拠を説明する．	
目的 [objective]	3	特定の仮説を含む目的を明記する．	
方法 [methods]			
研究デザイン [study design]	4	研究デザインの重要な要素を論文のはじめの [early] 部分で示す．	
セッティング [setting]	5	セッティング，実施場所のほか，基準となる日付については，登録，曝露 [exposure]，追跡，データ収集の期間を含めて明記する．	
参加者 [participant]	6	(a) ・コホート研究 [cohort study]：適格基準 [eligibility criteria]，参加者の母集団 [sources]，選定方法を明記する．追跡の方法についても記述する． ・ケースコントロール研究 [case-control study]：適格基準，参加者の母集団，ケース [case] の確定方法とコントロール [control] の選択方法を示す．ケースとコントロールの選択における論拠を示す． ・横断研究 [cross-sectional study]：適格基準，参加者の母集団，選択方法を示す． (b) ・コホート研究：マッチング研究 [matched study] の場合，マッチングの基準，曝露群 [exposed] と非曝露群 [unexposed] の各人数を記載する． ・ケースコントロール研究：マッチング研究 [matched study] の場合，マッチングの基準，ケースあたりのコントロールの人数を記載する．	
変数 [variable]	7	すべてのアウトカム，曝露，予測因子 [predictor]，潜在的交絡因子 [potential confounder]，潜在的な効果修飾因子 [effect modifier] を明確に定義する．該当する場合は，診断方法を示す．	
データ源 [data source] / 測定方法	8*	関連する各因子に対して，データ源，測定・評価方法の詳細を示す．2つ以上の群がある場合は，測定方法の比較可能性 [comparability] を明記する．	
バイアス [bias]	9	潜在的なバイアス源に対応するためにとられた措置があればすべて示す．	
研究サイズ [study size]	10	研究サイズがどのように算出されたかを説明する．	
量的変数 [quantitative variable]	11	(a) 量的変数の分析方法を説明する．該当する場合は，どのグルーピング [grouping] がなぜ選ばれたかを記載する．	
統計・分析方法 [statistical method]	12	(a) 交絡因子の調整に用いた方法を含め，すべての統計学的方法を示す． (b) サブグループと相互作用 [interaction] の検証に用いたすべての方法を示す． (c) 欠損データ [missing data] をどのように扱ったかを説明する． (d) ・コホート研究：該当する場合は，脱落例 [loss to follow-up] をどのように扱ったかを説明する． ・ケースコントロール研究：該当する場合は，ケースとコントロールのマッチングをどのように行ったかを説明する． ・横断研究：該当する場合は，サンプリング方式 [sampling strategy] を考慮した分析法について記述する． (e) あらゆる感度分析 [sensitivity analysis] の方法を示す．	
結果 [result]			
参加者 [participant]	13*	(a) 研究の各段階における人数を示す（例：潜在的な適格 [eligible] 者数，適格性が調査された数，適格と確認された数，研究に組入れられた数，フォローアップを完了した数，分析された数）． (b) 各段階での非参加者の理由を示す． (c) フローチャートによる記載を考慮する．	

表4-5 つづき

	項目番号	推奨	報告頁
記述的データ [descriptive data]	14*	(a) 参加者の特徴（例：人口統計学的，臨床的，社会学的特徴）と曝露や潜在的交絡因子の情報を示す． (b) それぞれの変数について，データが欠損した参加者数を記載する． (c) コホート研究：追跡期間を平均および合計で要約する．	
アウトカムデータ [Outcome data]	15*	・コホート研究：アウトカム事象の発生数や集約尺度 [summary measure] の数値を経時的に示す． ・ケースコントロール研究：各曝露カテゴリーの数，または曝露の集約尺度を示す． ・横断研究：アウトカム事象の発生数または集約尺度を示す．	
おもな結果 [main result]	16	(a) 調整前 [unadjusted] の推定値と，該当する場合は交絡因子での調整後の推定値，そしてそれらの精度（例：95％信頼区間）を記述する．どの交絡因子が，なぜ調整されたかを明確にする． (b) 連続変数 [continuous variable] がカテゴリー化されているときは，カテゴリー境界 [category boundary] を報告する． (c) 意味のある [relevant] 場合は，相対リスク [relative risk] を，意味をもつ期間の絶対リスク [absolute risk] に換算することを考慮する．	
他の解析 [other analysis]	17	その他に行われたすべての分析（例：サブグループと相互作用の解析や感度分析）の結果を報告する．	
考察 [discussion]			
鍵となる結果 [key result]	18	研究目的に関しての鍵となる結果を要約する．	
限界 [limitation]	19	潜在的なバイアスや精度の問題を考慮して，研究の限界を議論する．潜在的バイアスの方向性と大きさを議論する．	
解釈 [interpretation]	20	目的，限界，解析の多重性 [multiplicity]，同様の研究で得られた結果やその他の関連するエビデンスを考慮し，慎重で総合的な結果の解釈を記載する．	
一般化可能性 [generalisability]	21	研究結果の一般化可能性（外的妥当性 [external validity]）を議論する．	
その他の情報 [other information]			
研究の財源 [funding]	22	研究の資金源，本研究における資金提供者 [funder] の役割を示す．該当する場合には，現在の研究の元となる研究 [original study] についても同様に示す．	

*ケースコントロール研究では，ケースとコントロールに分けて記述する．コホート研究と横断研究において該当する場合には，曝露群と非曝露群に分けて記述する．

― 文 献 ―

1) 津谷喜一郎・他（訳）：CONSORT2010声明 ランダム化並行群間比較試験報告のための最新版ガイドライン．Jpn Pharmacol Ther（薬理と治療），38（11）：939-947，2010．

2) Moher D, et al.：CONSORT2010 Explanation and Elaboration：updated guidelines for reporting parallel group randomised trials. BMJ, 340：c869, 2010.

3) 卓 興鋼・他：エビデンスに基づく医療（EBM）の実践ガイドライン システマティックレビューおよびメタアナリシスのための優先的報告項目（PRSMA声明）．情報管理，54（5）：254-266，2011．

4) PRISMA：Welcome to the Preferred Reporting Items for Systematic Reviews and Meta-Analyses (PRISMA) website！．(http://www.prisma-statement.org/)〔2017年9月27日確認〕

5) 上岡洋晴・津谷喜一郎（訳）：疫学における観察研究の報告の強化（STROBE声明）：観察研究の報告に関するガイドライン／中山健夫・津谷喜一郎（編）：臨床研究と疫学研究のための国際ルール集．pp202-209，ライフサイエンス出版，2008．

6) STROBE Statement．(http://strobe-statement.org/index.php?id=strobe-home)〔2017年9月27日確認〕

◆◆◆◆◆◆◆◆◆◆◆◆ 第4部の参考文献 ◆◆◆◆◆◆◆◆◆◆◆◆

第4部「研究の発表」を構成するにあたって参考にした文献を以下に列挙した．本書をふまえてより発展的・実践的な内容を学習する際には，これらの文献を参照されたい．

1）中村好一：基礎から学ぶ　楽しい学会発表・論文執筆．医学書院，2013．
2）廣谷速人：論文のレトリック　医学研究発表のTips & Pitfalls改訂第2版．南江堂，2001．
3）中山健夫・津谷喜一郎（編）：臨床研究と疫学研究のための国際ルール集 Part 2．ライフサイエンス出版，2016．

第5部

EBMと診療ガイドライン

Ⅰ. 根拠に基づく医療（Evidence-Based Medicine；EBM）
Ⅱ. エビデンスの質と階層
Ⅲ. 診療ガイドラインの作成と活用

I. 根拠に基づく医療（Evidence-Based Medicine；EBM）

大浦智子

近年，根拠に基づく医療（Evidence-based Medicine；EBM）の概念が普及されてきた．診療ガイドラインは，すでに明らかとなっているエビデンスに基づき，臨床実践者が自らの専門性や経験，その国の状況（制度・保険などの環境，体格や生活習慣などの患者要因を含む）をふまえて臨床実践上の推奨を示している．我が国においては，医学のさまざまな診療領域においてEBMの手法を用いた診療ガイドラインが普及してきた[1]．

EBMは，臨床医学におけるより良い意思決定を目指して1991年にGuyattによって提唱された[2]．本来，EBMとは「患者の価値観と行動」と「患者の病態とおかれた環境」，そして疫学的手法を用いた「エビデンス」を統合し，患者にとって最も望ましい意思決定を提供しようとするものであり[3-5]，「エビデンスのみを優先する」という意味ではない．現在では，「最善の根拠，臨床経験，患者の価値観，患者個々の臨床状態とおかれている環境を統合すること」[6]とされている．そして，看護やリハビリテーション領域などヘルスケアの臨床実践場面では，根拠に基づく実践（evidence-based practice；EBP）として認識されるとともに，現在は医療のみならず保健や健康政策レベルまでを含めた"evidence-based healthcare"として展開されている[7]．

日本における作業療法実践のなかでEBPを可能とするためには，日本国内でのエビデンスの構築が急務である．すべての疑問が臨床試験によって解決するものではなく，どのような研究デザインが適切かは疑問の種類によって異なり，作業療法の効果をどう設定するかという共通理解も求められる[1]．臨床での意思決定は，エビデンスのみでなされるものではなく，効果やリスクが不確定な要素が多分にある状況では葛藤となることもしばしばある．

文献

1) 大浦智子：訪問リハビリテーションにおけるエビデンス構築のために　ガイドラインにつながる研究とは．訪問リハビリテーション，2(4)：205-211，2012．
2) Guyatt GH：Evidence-based medicine. *ACP J Club*, **114**：A16, 1991．
3) Sackett DL, et al.：Evidence based medicine：what it is and what it isn't. *BMJ*, **312**(7023)：71-72, 1996．
4) Haynes RB, et al.：Physicians' and Patients' choices in evidence based practice. *BMJ*, **324**(7350)：1350, 2002．
5) Straus SE, et al.：Evidence-based Medicine：How to practice and teach EBM 3rd ed. Elsevier Churchill Livingstone, 2005．
6) Straus SE, et al.：Evidence-based Medicine：How to practice and teach it 4th ed. Elsevier, 2011．
7) Muir Gray JA（原著）／津谷喜一郎・高原亮治（監訳）：根拠に基づく保健医療．エルゼビア・ジャパン，2005．

Ⅱ. エビデンスの質と階層

大浦智子

1 疫学研究と臨床研究

　エビデンスを構築するうえで，大きな役割を担うのが疫学研究や，疫学的手法を用いた臨床研究である．疫学とは，明確に特定された人間集団のなかで，出現する健康に関するさまざまな事象の頻度や分布，それらに影響を与える要因を明らかにする研究である．治療の有効性を評価する臨床試験は，疫学研究のなかの介入研究に含まれる．適切なエビデンスを構築するための臨床研究の視点として，Shaughnessyの提唱する"Patient-Oriented Evidence that Matters"（POEMs）の概念[1]がある．臨床研究によって研究者が求めるべきエビデンスは，「患者にとって意味があるものであること」の重要性，このような問題意識でのクエスチョンの提示が人間を対象とする研究の基本であることが強調されている．

2 エビデンスに対する誤解

　エビデンスレベルの概念の明確化を通して研究デザインの重要性や臨床研究の必要性への関心が高まる一方，「ランダム化比較試験（randomized control trial；RCT）がないので，エビデンスがない」または「RCTでありさえすればよい」という誤解がある．RCTは何らかの介入の有効性（治療の効果）を明らかにする研究デザインだが，診療領域によっては2種類の介入方法（1つの介入と，別の比較介入）を治療者や患者の意図を考慮せずにランダムに割付ける介入試験を行うこと自体が実施困難なことも多い．EBMをすすめていくには，領域の特性を考慮したうえで，入手しうる最良のエビデンスを吟味して活用することが求められる．

3 EBMと研究デザイン

　近年では，疑問に対して，個々の研究論文ではなくエビデンス総体（body of evidence）を明らかにし，そのエビデンスの質（quality of evidence）を評価するという方向性が示されている．一方で，臨床的な疑問にはいくつかのタイプがあり，その妥当性の強弱には一般的なルールがあるということを整理するうえで，「エビデンスのレベルと推奨度」は有用なものと考えられる[2]．「エビデンスのレベルと推奨度」は，オックスフォードEBMセンターが治療/予防，予後，診断などの疑問のタイプ別にエビデンスレベル，研究デザインをまとめた独自の提案として2001年に初版が公開され，本章執筆時点では2011年版が示されている[3]（表4-6）．

　治療/予後に関わる研究においては，RCTに代表される臨床試験の重要性が知られている．しかし，臨床研究とはRCTのみを指すのではなく，意味のあるリサーチ・クエスチョンに対する適切な研究デザインの選択が求められる．すべてのクエスチョンが臨床試験によって適切な回答を得られるものではなく，クエスチョンのカテゴリーによってどのような研究デザインが適切かは異なる．

　Fletcherは，クエスチョンが疾病の頻度であれば，横断研究（有病割合）やコホート研究（罹患率），原因やリスク要因の場合はコホート研究や症例対照研究（ケースコントロール研究ともいう），診断の場合は横断研究（比較研究）や検査特性分析，予後の場合はコホート研究，介入（治療法や予防法）の場合は介入研究（ランダム化比較

表4-6 オックスフォード大学EBMセンターのエビデンスレベル2011

疑問	ステップ1 (レベル1*)	ステップ2 (レベル2*)	ステップ3 (レベル3*)	ステップ4 (レベル4*)	ステップ5 (レベル5)
この問題の頻度はどれくらいか？(How common is the problem?)	特定の地域における最新の無作為抽出調査（または人口調査）	似ている環境の地域を対象とした最新の調査のシステマティック・レビュー**	特定の地域における非無作為抽出調査**	症例集積**	n/a
この診断またはモニタリングの検査は正確か？(Is this diagnostic or monitoring test accurate?)（診断）	検査結果の一貫した盲検下で参照基準となる標準的検査の結果を得た横断研究のシステマティック・レビュー	検査結果の一貫した盲検下で参照基準となる標準的検査の結果を得た個々の横断研究	連続受診患者を対象としていない研究、または参照基準となる標準的検査が一貫して用いられていない研究**	症例対照研究、または検査結果と十分に独立していない参照基準となる標準的検査との横断研究**	生物学的機序の知識に基づく推論
何も治療をしなければ、この先何が起きているか？(What will happen if we do not add a therapy?)（予後）	発端(inception)コホート研究のシステマティック・レビュー	発端コホート研究	コホート研究、またはランダム化試験の対照群*	症例集積、症例対照研究、または質の低い予後コホート研究**	n/a
この介入は役立つか？(Does this intervention help?)（治療の有益性）	ランダム化試験または1人n回試験(n-of-1試験)のシステマティック・レビュー	非ランダム化試験、または（例外的に）劇的効果を示した観察研究	ランダム化されていないコホート研究/追跡研究**	症例集積、症例対照研究、または既存対照(historically controlled)研究**	生物学的機序の知識に基づく推論
一般的な害は何か？(what are the COMMON harms?)（治療の害）	ランダム化試験やコホート内症例対照研究のシステマティック・レビュー、または関心の対象となる患者の1人n回試験(n-of-1試験)や明らかな有害作用を示した観察研究	個々のランダム化試験、または（例外的に）明らかな有害作用を示した観察研究	一般的な害を明らかにするのに十分な規模のランダム化されていないコホート研究/追跡研究（市販後サーベイランス）（長期にわたって表れる害に関しては十分な追跡時間が必要）**	症例集積、症例対照研究、または既存対照研究**	生物学的機序の知識に基づく推論
まれな害は何か？(What are the RARE harms?)（治療の害）	症例対照研究、または劇的効果を示した研究のシステマティック・レビュー	ランダム化試験、または（例外的に）劇的効果を示した観察研究			
早期発見は有益か？(Is this (early) detection test worthwhile?)（スクリーニング）	ランダム化試験のシステマティック・レビュー	ランダム化試験	ランダム化されていないコホート研究/追跡研究**	症例集積、症例対照研究、または既存対照研究**	生物学的機序の知識に基づく推論

*研究の質や精密性の低さ(imprecision)，エビデンスの非直接性(研究のPICOが疑問のPICOに対応していないこと)（訳注：PICOはEBMで用いられる「疑問」の構成要素．P：Patient, People, I：Intervention, C：Comparison, O：Outcome），研究結果に一貫性がない（異質性），絶対効果が非常に小さいなどの理由でレベルを下げることがある．また効果量が（非常に）大きい場合には，レベルを上げることがある．
**一般的に個々の研究よりもシステマティック・レビューがより良いエビデンスとなる．

〔中山健夫・他，2016[2]〕

試験など），コストの場合は費用効果分析など，不確定状況での意思決定の場合は決断分析，としている[4]．

EBMの大きな意義のひとつとして，疫学的な研究デザインに応じて，エビデンスの強さが分かりやすく提示されたことがあげられる．しかし，エビデンスが少ないような場合（稀な症例や集団に関する報告，など）は，たとえエビデンスレベルが高くない研究デザインであっても臨床実践においては役に立つことも念頭におくことが必要である．なぜなら，テーマによってはランダム化が困難，または倫理的に許容されない場合もあるからである．それゆえ，研究におけるエビデンスの「質」を見極めることが重要である．

文　献

1) Shaughnessy AF, Slawson DC：What happened to the valid POEMs？：A survey of review articles on the treatment of type 2 diabetes. *BMJ*, **327**：266, 2003.
2) 中山健夫：「オックスフォードEBMセンターによるエビデンスのレベルと推奨度」の解説．／中山健夫・津谷喜一郎（編）：臨床研究と疫学研究のための国際ルール集 Part 2．pp169-173，ライフサイエンス出版，2016．
3) Oxford Centre for Evidence-Based Medicine：Oxford Centre for Evidence-Based Medicine 2011 Levels of Evidence. 2011.（http://www.cebm.net/wp-content/uploads/2014/06/CEBM-Levels-of-Evidence-2.1.pdf〔2017年9月27日確認〕
4) Fletcher RH, Fletcher SW（原著）／福井次矢（訳）：臨床疫学　EBM実践のための必須知識　第2版．メディカルサイエンスインターナショナル，2006．

III. 診療ガイドラインの作成と活用

大浦智子

1　診療ガイドライン

　良質のエビデンスを臨床実践の意思決定場面で活用するために，EBMの手法を用いた診療ガイドライン[1〜3]がある．米国のInstitute of Medicine (IOM)によると，診療ガイドラインは「特定の臨床状況のもとで，臨床家や患者が，適切な判断や決断を下せるよう支援する目的で体系的に作成された文書」と定義されている[4]．我が国では，「診療上の重要度の高い医療行為について，エビデンスのシステマティック・レビューとその総体評価，益と害のバランスなどを考量して，患者と医療者の意思決定を支援するために最適と考えられる推奨を提示する文書」と説明されている[5]．

　ガイドラインがもたらす便益は，ガイドライン自体の質に関係しており，その作成過程が適切かつ厳密であることが重要である．しかし，ガイドラインの質は極めて多様であり，質のばらつきに取り組むためにThe Appraisal of Guidelines for Research & Evaluation (AGREE)評価表が開発されており[6]，我が国の診療ガイドライン作成過程においても活用されつつある．

　ガイドラインの作成方法は，「権威ある臨床家」の権威や信念に重点が置かれたコンセンサスからEBMの手法によるものへと変化してきた[3]．テーマにもよるが，EBMを用いて作成された診療ガイドラインは，多数の引用文献があげられている．なぜなら，入手しうるエビデンスの質と強さを吟味したうえで，治療方法などの推奨度を提示するからである．これらを集約することで，「医療の標準化」をめざしており，EBMの実践を支援する有用な二次情報となっている．しかし，現時点における我が国の診療ガイドラインにおいて，リハビリテーションについて明記されているものが限定的であるのが実情である．

　日本では，公益財団法人日本医療機能評価機構が「医療情報サービス事業 Minds(マインズ)」にて，無料で診療ガイドラインを公開している．また，専門用語が多い診療ガイドラインを非医療提供者向けに解説する取り組みがなされている[7]．

2　診療ガイドラインの作成

　「Minds診療ガイドライン作成の手引き2014」では，作成プロセスの不偏性を担保するための三層構造の担当組織が提案され，益と害のバランスに配慮したエビデンス総体の評価が重要であることが強調されている[5]．本項目は，「Minds診療ガイドライン作成の手引き2014」をもとに概要を紹介する．

　診療ガイドライン作成における三層構造の担当組織には，ガイドライン統括委員会(学会・研究会などの理事会，あるいは理事会内に設置されている常設委員会)，ガイドライン作成グループ，システマティック・レビューチームがある(図4-5)．ガイドライン統括委員会は，診療ガイドライン作成を意思決定し，予算措置などをして，診療ガイドライン作成グループの設置を進めるという位置づけである．ガイドライン作成グループは，ガイドラインが取り上げるトピック，クリニカルクエスチョンなどを決定して，スコープを確定する．システマティック・レビューチームは，ガイドライン作成グループが作成したクリニカルクエスチョンに対して，スコープに記載された方法に則る形で，システマティック・レビューを行う．システマティック・レビューチームがまとめたシステマティック・レビューレポートに基づき，ガイドライン作成グループが推奨を作成し，

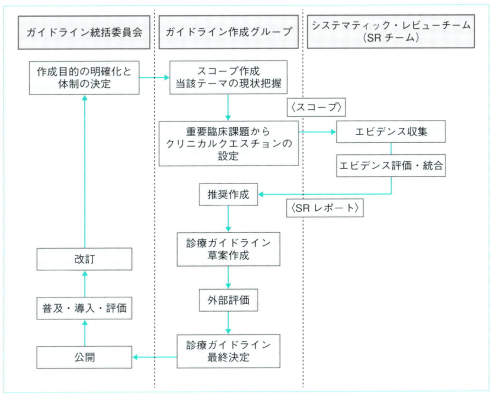

図4-5 診療ガイドライン作成プロセスと担当組織

〔福井次矢・他，2014[5]〔p4〕〕

最終的に診療ガイドラインをまとめる．これら3つの組織のメンバーは兼任することや他のグループと協議することもありえるが，原則として独立して作業を進めることで，作成過程の透明性を確保することとなる．そして，最終的に作成主体にて承認後，公開される．

診療ガイドライン作成のプロセスには，エビデンス総体の評価，推奨の作成など，作成者の判断が求められる場面が数多くあり，作成者はこれらの判断に先入観が入り込まないように細心の注意を払う必要がある．しかし，個人の努力には限界があるため，作成プロセス全体において判断の偏りを避ける仕組みが必要となる．判断の偏りが懸念される問題として利益相反（conflict of interest；COI）が知られているが，これは企業からの研究費補助や資金提供のみではない．自らが専門とする治療法に対してポジティブな意見をもつ傾向があることや自分の職業上の地位が診療ガイドラインの推奨によって影響を受ける場合のようなアカデミックCOIによって判断に偏りを生じることがありえる[5]．すべての作成プロセスにおいて，判断と決定の根拠や理由を記述して公開することが求められる．

エビデンス総体とは，ひとつのクリニカルクエスチョンに対して収集・選択したすべての研究報告を，アウトカムごと，研究デザインごとに結果をまとめることをいう．臨床研究では，対象や研究デザインの違いによって結果が異なることもあり，必ずしも同一の結果とは限らないことから，システマティック・レビューのプロセスによって結果の偏りを避ける方法である．介入によってもたらされる患者アウトカムは，期待される効果だけでなく有害事象も含まれる．考慮すべき効果と有害事象をクリニカルクエスチョン設定の際に考慮し，これらのシステマティック・レビューによるエビデンス総体の評価によって，推奨の作成に活かすことが重要となる．

これまで，診療ガイドラインやシステマティック・レビューにおけるエビデンスの質を評価し，診察ガイドラインに示す推奨度をグレーディングするシステムとして，GRADEシステムが知られていた[8,9]．一方，2003年に公表されたAGREE

から発展したAGREE Ⅱが2009年に公表されている．AGREE Ⅱは，ガイドラインの質の評価，ガイドライン作成のための系統的な方法の提示，ガイドライン上での情報提供方法の提示を目的に作成されており，ヘルスケアの改善を目指すものとして使用が可能である[6]．

3 診療ガイドラインの活用

　作業療法領域においても，エビデンスに基づく実践が求められている．その一方で，日常の作業療法を実践しながら日々更新されるエビデンスにアクセスするのは容易なことではない．これに対して診療ガイドラインは，エビデンス総体を評価し作成されているうえ，推奨が示されていることから臨床において有用な指針となる．

　診療ガイドラインは，一般的な診療方法を提示しているが，決してすべての患者に当てはまるものではない．また，作業療法士を含む医療者の経験や患者の意向を否定するものでもない．エビデンスに基づいて作成された診療ガイドラインにおける推奨が患者と医療者の意思決定を支援する目的で作成されていることをふまえ，臨床場面では双方が協働して取り組むことを理解する必要がある．

　一方で，作業療法に関するクリニカルクエスチョンが扱われている診療ガイドラインは，限られているのが現状である．このようななか，「関節リウマチ診療ガイドライン2014」[10]のように作業療法が取り扱われているものもある．作業療法士として，診療ガイドラインの理解を深め，そのエビデンスの「中身」を把握したうえで，医療チームの一員として患者・家族と協働した実践がより一層望まれる．

文　献

1) 福井次矢・丹後俊郎：診療ガイドラインの作成の手順．EBMジャーナル，4(3)：284-292, 2003.
2) Nakayama T：What are "clinical practice guidelines?". *J Neurol*, **254**(5)：2-7, 2007.
3) 中山健夫：EBMを用いた診療ガイドライン　作成・活用ガイド．金原出版，2004.
4) Institute of Medicine (US) Committee on Clinical Practice Guidelines：Guidelines for clinical practice：from development to use. National Academy Press, 1992.
5) 福井次矢・山口直人(監修)：Minds 診療ガイドライン作成の手引き2014．医学書院，2014.
6) Brouwers M C, et al.：AGREE Ⅱ：Advancing guideline development, reporting and evaluation in health care. *CMAJ*, **182**(18)：839-842, 2010.
7) 公益財団法人 日本医療機能評価機構：Mindsガイドラインライブラリ(http://minds.jcqhc.or.jp/)〔2017年9月29日確認〕
8) Guyatt GH, et al.：GRADE：an emerging consensus on rating quality of evidence and strength of recommendations. *BMJ*, **336**(7650)：924-926, 2008.
9) 相原守夫・他：診療ガイドラインのためのGRADEシステム 治療介入．凸版メディア，2010.
10) 一般社団法人 日本リウマチ学会(編)：関節リウマチ診療ガイドライン2014．メディカルレビュー社，2014.

第5部の参考文献

第5部「EBMと診療ガイドライン」を構成するにあたって参考にした文献を以下に列挙した．本書をふまえてより発展的・実践的な内容を学習する際には，これらの文献を参照されたい．

1) 中山健夫（監修）：PT・OT・STのための診療ガイドライン活用法．医歯薬出版，2017．
2) 中山健夫・津谷喜一郎（編）：臨床研究と疫学研究のための国際ルール集 Part 2．ライフサイエンス出版，2016．
3) 福井次矢・山口直人（監修）：Minds 診療ガイドライン作成の手引き2014．医学書院，2014．

巻末課題

以下に示した課題に取り組み，研究に対する理解を深めよう．

課題1 ニュルンベルク綱領について詳しく調べてみよう

課題2 ヘルシンキ宣言について詳しく調べてみよう

課題3 人を対象とする医学系研究におけるインフォームド・コンセントについて整理してみよう

課題4 研究活動において過去に起こった不正行為を調べてみよう

課題5 一般社団法人日本作業療法士協会のキーワード集で用語を確認してみよう

課題6 課題5のキーワード集の用語を用いて，日本作業療法学会での発表の抄録を検索し，その内容を確認してみよう

課題7 キーワードを用いて①〜⑥に取り組んでみよう

①横断研究の原著の論文を検索し，読んでみよう

②横断研究以外の観察研究の論文を検索し，読んでみよう

③介入研究の原著の論文を検索し，読んでみよう

④事例を通した研究の論文を検索し，読んでみよう

⑤質的研究の原著の論文を検索し，読んでみよう

⑥システマティック・レビューまたはメタ・アナリシスの論文を検索し，読んでみよう

課題8 課題7で読んだ原著の論文の内容を構造化した抄録として1,000字程度でまとめてみよう

課題9 興味関心のある評価指標の信頼性と妥当性について，調べてみよう

課題10 卒業研究として取り組む内容を構想し，模擬的な研究計画書を作成してみよう

索引

数字・欧文

数字
2標準偏差値を用いた分析 …… 65
2標本t検定 …………………… 79
95%信頼区間 …………… 78, 80

A
ABABデザイン …………………… 63
ABAデザイン ……………………… 62
ABデザイン ………………………… 62
Adjusted Goodness of Fit Index
………………………………… 110, 116
AGFI …………………………… 110, 116
AGREE Ⅱ ………………………… 146
AGREE評価表 …………………… 144
AIC ………………………… 95, 117
Akaike's information criterion
…………………………………… 95, 117
analysis of variance ……… 82
ANOVA …………………………… 82
Anscombe's quartet ……… 91
Area under the curve …… 101
attributable risk …………… 2
AUC ……………………………… 101

B
BABデザイン ……………………… 63
Bayesian information criterion
…………………………………… 95, 117
BIC ………………………… 95, 117
body of evidence ……… 71, 141
Bonferroniの方法 ……………… 88

C
Celeration lineを用いた分析 ‥ 66
CFI ……………………… 110, 117
CITI ……………………………… 16
COI ……………………………… 6, 16
Comparative Fit Index
…………………………………… 110, 117

Conflict of Interest ……… 6, 16
Consolidated Standards of
    Reporting Trials ……… 130
CONSORT声明 ………………… 130
construct validity ………… 69
content validity …………… 69
Cov ……………………………… 89
Covariance …………………… 89
criterion-related validity …… 69

D
DPCデータ ……………………… 73
Dunnettの方法 ………………… 88

E
EBM ……………… 7, 34, 130, 140
EBP …………………………… 34, 140
end point ……………………… 1
Evidence-Based Medicine
……………………… 7, 34, 130, 140
Evidence-based practice
………………………………… 34, 140

F
False negative ……………… 101
False positive ……………… 101
Familywise Error Rate ……… 83
Fisherの直接確率検定 ……… 80
Friedman検定 ………………… 84
FWER …………………………… 83
F値 ……………………………… 84
F統計量 ………………………… 84

G
Games-Howellの方法 …… 84, 88
GFI ……………………… 110, 116
Goodness of Fit Index … 110, 116
GRADEシステム ……………… 145
Greenhouse-Gesserのε修正
………………………………………… 87

H
Hosmer-Lemeshow検定 ……… 102
Huynh-Feldtのε修正 ……… 87

I
ICC ……………………………… 68
internal consistency ……… 69
inter-rater reliability ……… 68
Intraclass correlation coefficients
………………………………………… 68
intra-rater reliability ……… 68

K
Kruskal-Wallis検定 ………… 84
Kye Words …………………… 126

L
Levene検定 …………………… 79

M
Mann-WhitneyのU検定 ……… 79
Mauchlyの球面性検定 ……… 87
Minds診療ガイドライン作成の手
    引き ………………………… 144
Mixed method ……………… 113
modification index ……… 117
Multicollinearity ……… 97, 103

N
N of 1試験 …………………… 41
Narrative-Based Medicine ……… 7
NBM ……………………………… 7
Negative ……………………… 101
Nullモデル …………………… 103

O
odds ratio …………………… 6
one-way ANOVA …………… 83

P
parallel test method ……… 69

Patient-Oriented Evidence that Matters ……… 141
Pearsonの積率相関係数 ……… 90
POEMs ……… 141
Positive ……… 101
power ……… 77
PRISMA ……… 72
PRISMA声明 ……… 130
p値 ……… 76, 80, 95

Q
quality of evidence ……… 141
QUOROM声明 ……… 72

R
randomized controlled trial ……… 6
RCT ……… 6, 130
Receiver Operating Characteristic曲線 ……… 101
regression line ……… 67
relative risk ……… 5
risk difference ……… 2
risk ratio ……… 5, 6
RMSEA ……… 110, 117
ROC曲線 ……… 101
Root Mean Square Error of Approximation ……… 110, 117

S
Scheffeの方法 ……… 88
SD法 ……… 46
SEM ……… 113
Semantic Differential法 ……… 46
split middle technique ……… 66
split-half method ……… 69
Steel-Dwassの方法 ……… 88
STOROBE声明 ……… 134
Structural Equation Modeling ……… 113
Studentのt検定 ……… 79

T
TLI ……… 117
Tucker-Lewis Index ……… 117
Tukeyの方法 ……… 88
two-way factorial ANOVA ……… 84

t値 ……… 80

V
Variance Inflation Factor ……… 97
VIF ……… 97
visual analysis ……… 64

W
Welchの検定 ……… 79
Wilcoxonの符号付順位検定 ……… 79

その他
αエラー ……… 77
βエラー ……… 77
κ係数 ……… 68
ϕ係数 ……… 80
χ^2検定 ……… 80, 116
χ^2独立性の検定 ……… 81

和文

あ
アウトカム ……… 1, 27
赤池情報量規準 ……… 95
アンスコムの数値例 ……… 91

い
医師 ……… 11
一元配置分散分析 ……… 83
一次研究 ……… 1
一部順位法 ……… 45
一対比較法 ……… 45
意図的介入 ……… 37
医療情報サービス事業 Minds ……… 144
因子 ……… 82
因子寄与 ……… 108
因子軸の回転 ……… 109
因子負荷量 ……… 107
因子分析 ……… 106
―の適合度 ……… 110
インターベンション期 ……… 62
インタビュアー ……… 52
インタビュイー ……… 52
インタビュー ……… 51, 52

インフォームド・コンセント ……… 13, 15, 21

う
後ろ向き研究 ……… 4, 35

え
エビデンス ……… 34, 140
―の構築 ……… 141
―の質 ……… 141
―のレベルと推奨度 ……… 141
エビデンス総体 ……… 71, 141
演繹的分析 ……… 53
エンドポイント ……… 27

お
横断研究 ……… 1, 19, 35
応用研究 ……… 18
オーサーシップ ……… 126
オッズ ……… 99
オッズ比 ……… 6, 80, 100
―の対称性 ……… 100
オプトアウト ……… 1, 22
オンブズパーソン ……… 13

か
回帰式 ……… 94
―の適合度 ……… 96
回帰直線 ……… 67
回帰分析 ……… 94
カイザー・マイヤー・オルキンの標本妥当性 ……… 110
カイザーガットマン基準 ……… 107
改ざん ……… 16
回収率 ……… 48
―を高める工夫 ……… 48
外生変数 ……… 114
階層因子分析モデル ……… 115
外的妥当性 ……… 97
回転 ……… 109
ガイドライン ……… 4
ガイドライン作成グループ ……… 144
ガイドライン統括委員会 ……… 144
介入研究 ……… 1, 20, 37
解の不定性 ……… 109
外部研究助成金 ……… 30

確証的因子分析 ……………… 109
確認的因子分析 ……………… 70
仮説生成 …………………… 58
片側検定 …………………… 76
学会発表 …………………… 122
カットオフ値 ……………… 101
カテゴリー化 ……………… 52
カテゴリカル因子分析 ……… 111
簡易サンプリング ……… 24, 52
間隔尺度 ………………… 68, 78
頑健性 ……………………… 79
観察者バイアス …………… 26
観察法 ……………………… 2
間接効果 …………………… 117
完全順位法 ………………… 45
観測変数 …………………… 106
感度 ……………………… 101

き
キーワード ………………… 126
疑似相関 ………………… 2, 91
基準関連妥当性 …………… 69
基礎研究 …………………… 18
基礎水準測定期 …………… 62
帰納的分析 ………………… 53
基本属性 …………………… 42
帰無仮説 ………………… 2, 76
級内相関係数 ……………… 68
球面性の仮定 ……………… 87
強制投入法 ………………… 96
共通因子 …………………… 106
共通性 ……………………… 108
共分散 ……………………… 89
共分散構造分析 …………… 113
　　── におけるモデルの適合性
　　 ……………………… 116
業務データ ………………… 73
寄与危険 …………………… 2
曲線下面積 ………………… 101
寄与リスク ………………… 2
寄与率 ……… 97, 102, 107, 108
金銭上の利益相反 ………… 17

く
区間推定 …………………… 78

グラウンデッドセオリー
　 ……………………… 2, 53
クラスター ………………… 24
クラスターサンプリング …… 24
クラスターランダム化比較試験
　 ………………………… 41
クラメールの連関係数 …… 80
クロスオーバー試験 ……… 40
群間の平方和 ……………… 83
群間比較試験 ……………… 38
群内前後比較試験 ……… 2, 38
群内の平方和 ……………… 83

け
経過記録 …………………… 58
継続的比較 ………………… 53
系統的サンプリング ……… 24
ケースコントロール研究
　 ……………………… 4, 20, 35
ケースシリーズデザイン …… 60
ケーススタディ …………… 57
ケースレポート …………… 57
結果 ……………………… 128
決定係数 …………………… 96
限界 ……………………… 128
研究 ……………………… 10
　　── の意義 …………… 29
　　── の題名 …………… 29
　　── の展開 …………… 10
　　── の背景 …………… 29
研究計画書 ……………… 2, 29
研究対象者 ………………… 15
研究対象集団 ……………… 23
研究倫理 ………………… 13, 14
検査者間信頼性 …………… 68
検査者内信頼性 …………… 68
検出力 ……………………… 77
原著 …………………… 3, 126
検定の多重性の問題 ……… 83

こ
合意形成手法 ……………… 3
交互作用 …………………… 85
考察 …………………… 60, 128
高次因子分析モデル ……… 115
口述発表 ………………… 123

構成概念妥当性 …………… 69
構造方程式モデリング …… 113
合目的的サンプリング …… 52
交絡調整 ………………… 102
コクラン共同計画 ………… 72
個別訪問面接調査法 ……… 47
コホート研究 …………… 3, 36
コホート内ケースコントロール研究
　 ………………………… 37
根拠に基づく医療 …… 34, 140
根拠に基づく実践 …… 34, 140
混合型の研究 ……………… 55
　　── の種類 …………… 55
　　── の例 ……………… 56
混合法 …………………… 20, 55

さ
最終評価 …………………… 58
最小二乗法 ……………… 108
最尤法 …………………… 107
作業療法評価 ………… 59, 60
作業療法プログラム ……… 60
作業療法目標 ……………… 60
査読 ……………………… 126
サマリー …………………… 58
残差 ……………………… 81
散布図 ……………………… 89
サンプリング ……………… 23
　　── の種類 …………… 24
サンプル …………………… 23
サンプルサイズ ……… 3, 23, 25

し
自記式調査票 ……………… 42
自己選択バイアス ………… 26
自己評価 …………………… 14
示唆 ……………………… 128
システマティック・レビュー
　 ……………………… 3, 19, 71
システマティック・レビューチーム
　 ……………………… 144
自然対数 …………………… 99
悉皆調査 ………………… 3, 23
実験研究 ………………… 1, 37
実践研究 …………………… 18

151

質的研究 ……………………… 3, 50
　——のサンプリング ……… 51
　——のサンプルサイズ …… 51
　——の妥当性 ……………… 53
執筆者 …………………………… 126
質問紙 …………………………… 42
尺度 ………………………… 27, 78
斜交回転 ………………………… 109
謝辞 ……………………………… 128
主因子法 ………………………… 107
重回帰分析 ……………………… 94
自由回答型設問 ………………… 44
集合調査法 ……………………… 48
修正指数 ………………………… 117
従属変数 ………………………… 6
縦断研究 ………………………… 4
自由度 …………………………… 80
自由度調整済み決定係数 ……… 97
主成分法 ………………………… 107
守秘義務 ………………………… 14
順位回答法 ……………………… 45
順序尺度 …………………… 68, 78
準ランダム化 …………………… 38
情報バイアス …………………… 26
症例対照研究 ……………… 4, 20, 35
抄録 ………………………… 4, 122
除外基準 ………………………… 23
初期評価 ………………………… 58
職業倫理指針 …………………… 13
試料 ……………………………… 21
事例研究 …………………… 4, 57
事例紹介 …………………… 58, 59
事例の経過 ……………………… 59
事例の考察 ……………………… 59
シングルシステムデザイン
　…………………………… 4, 61
侵襲 ……………………………… 21
診断研究 ………………………… 35
真の陰性 ………………………… 101
真の陽性 ………………………… 101
信頼区間 ………………………… 78
信頼性 ……………………… 68, 128
診療ガイドライン …… 4, 140, 144
　——の作成 …………………… 144

す
水準 ……………………………… 82
数値分配法 ……………………… 46
スクリープロット基準 ………… 107
スコープ ………………………… 4
ステップワイズ法 ……………… 96

せ
正規性 …………………………… 82
制御変数 ………………………… 91
制限複数選択法 ………………… 45
政策研究 ………………………… 18
生態学的研究 …………………… 34
正の相関関係 …………………… 89
セカンダリーアウトカム ……… 27
セカンドオピニオン …………… 13
責務相反 ………………………… 17
折半法 …………………………… 69
説明変数 …………………… 6, 61
全効果 …………………………… 117
先行研究 ………………………… 19
潜在因子 ………………………… 106
全数調査 …………………… 3, 23
全体の平方和 …………………… 83
選択バイアス …………………… 25
選定基準 ………………………… 23

そ
層化 ……………………………… 4
層化ランダムサンプリング …… 24
相関関係 ………………………… 89
相関行列 ………………………… 106
相関係数 …………………… 89, 90
相関係数行列 …………………… 106
相関比 …………………………… 82
相関分析 ………………………… 89
総合効果 ………………………… 117
相殺効果 ………………………… 85
操作導入期 ……………………… 62
相乗効果 ………………………… 85
総説 ……………………………… 5
相対危険 ………………………… 5
相対頻度手続を用いた分析 …… 65
相対リスク ……………………… 5
層別解析 ………………………… 5
層別ランダム化 ………………… 38

た
ダービン・ワトソン比 ………… 97
第1種の過誤 …………………… 77
対応のあるt検定 ……………… 79
大学院 …………………………… 11
第三者評価 ……………………… 14
対象 ……………………………… 29
代諾者 …………………………… 15
第2種の過誤 …………………… 77
代弁者 …………………………… 13
題名 ………………………… 122, 126
対立仮説 ………………………… 76
他記式調査票 …………………… 42
多項選択法 ……………………… 45
多重共線性 ………………… 97, 103
多重性の問題 ……………… 77, 83
多重比較検定 …………………… 87
多重負荷 ………………………… 108
多重ロジスティック回帰分析
　…………………………………… 99
妥当性 …………………………… 128
多標本実験計画法 ……………… 61
ダブルバーレル ………………… 44
多変量解析 ………………… 5, 94
多変量の回帰分析 ……………… 94
ダミー変数 ……………………… 99
単位オッズ比 …………………… 104
単一回答法 ……………………… 45
単回帰分析 ……………………… 94
探索的因子分析 …………… 70, 109
単純構造 ………………………… 109
単純ランダムサンプリング …… 24
短報 ………………………… 5, 126

ち
中央分割法 ……………………… 66
調査回収率 ……………………… 48
調査票 …………………………… 42
　——の設計 …………………… 42
直接効果 ………………………… 117
著者資格 ………………………… 126
直交回転 ………………………… 109

て
データの管理 …………………… 16
データの二次利用 ……………… 19

データの保存 ……………… 16
データベース ……………… 73
適合度 ……………………… 102
適合度検定 ………………… 80
テスト法 …………………… 5
点推定 ……………………… 78
電話調査法 ………………… 48

と
同意書 ……………………… 21
同意の撤回 ………………… 14
統計的仮説検定 …………… 76
統計的有意差 ……………… 76
到達度 ……………………… 60
等分散性 …………………… 82
盗用 ………………………… 16
登録 ………………………… 123
特異度 ……………………… 101
独自因子 …………………… 106
独自性 ……………………… 108
特殊事例 …………………… 58
独立性 ……………………… 82
独立性の検定 ……………… 80
独立変数 …………………… 6
留め置き調査法 …………… 47
トライアンギュレーション ‥ 5, 53

な
内省性 ……………………… 53
内生変数 …………………… 114
内的整合性 ………………… 69
内容妥当性 ………………… 69

に
二元配置分散分析 ………… 84
二項検定 …………………… 65
二項選択法 ………………… 45
二次研究 …………………… 1, 71
二重投稿 …………………… 126
偽の陰性 …………………… 101
偽の陽性 …………………… 101
ニュルンベルク綱領 ……… 14

ね
捏造 ………………………… 16

の
ノンパラメトリック検定 ……… 77

は
バートレットの球面性検定 ‥ 110
ハーバード法 ……………… 128
バイアス …………………… 5, 25
媒介効果 …………………… 118
媒介分析 …………………… 118
媒介変数 …………………… 118
曝露 ………………………… 5
曝露オッズ ………………… 100
はじめに ……………… 58, 59, 127
パス係数 …………………… 114
パス図 ……………………… 113
パスダイアグラム ………… 113
パターナリズム …………… 13
発症オッズ ………………… 100
林の数量化理論Ⅲ類 ……… 111
パラメトリック検定 ……… 77
バリマックス回転 ………… 109
範囲オッズ比 ……………… 104
バンクーバー法 ……… 30, 128
半構造化インタビュー …… 52
反証 ………………………… 58
反復測定分散分析 ………… 86
判別的中率 ………………… 102

ひ
ヒストリカル・コントロール
　試験 …………………… 38
筆頭 ………………………… 126
非標準化パス係数 ………… 114
評価記録 …………………… 58
評価尺度 …………………… 68
標準解 ……………………… 114
標準化解 …………………… 114
標準化パス係数 …………… 114
標準偏回帰係数 …………… 95
評定尺度法 ………………… 45
評定法 ……………………… 45
標本 ………………………… 23
標本抽出 …………………… 6
標本調査 …………………… 3, 23
比率尺度 …………………… 78

ふ
フェイスシート …………… 42
フォーカス・グループ・インタ
　ビュー ………………… 52
深いインタビュー ………… 52
複数回答法 ………………… 45
父権主義 …………………… 13
不正行為 …………………… 16
負の相関関係 ……………… 89
プライマリーアウトカム … 27
プラセボ …………………… 39
プリコード型設問 ………… 44
プリコード付き自由回答設問
　………………………… 44
プリテスト ……………… 42, 47
プロマックス回転 ………… 109
文献 …………………… 30, 128
　――の記載法 …………… 128
文献研究 ………………… 18, 71
文献検索データベース …… 6
分散 ………………………… 89
分散拡大要因 ……………… 97
分散分析 …………………… 82

へ
ヘイウッドケース ………… 108
平均の差 …………………… 80
平均平方 …………………… 84
平行テスト法 ……………… 69
平行分析 …………………… 107
ベイズ情報量規準 ………… 95
平方和 ……………………… 82
　――の分解 ……………… 82
ベースライン期 …………… 62
ヘルシンキ宣言 …………… 14
偏回帰係数 ……………… 94, 114
偏差 ………………………… 89
変数減少法 ………………… 96
変数選択法 ………………… 95
変数増加法 ………………… 96
偏相関係数 ………………… 91

ほ
包含基準 …………………… 23
報告書 ……………………… 58
報告バイアス ……………… 26

方法	29, 127
母集団	23
ポスター発表	123
ホスマー・レメショウ検定	102

ま
前向き研究	4, 36
マスク化	39
マッチドペア	35
マルチコ現象	97, 103

み
ミスコンダクト	16
ミックス法	55

む
無制限複数選択法	45
無相関	89

め
名義尺度	68, 78
メタ・アナリシス	3, 71
——の手順	72

も
目視法	64
目的	127
目的変数	6, 61
目的母集団	23

ゆ
有意差	76
有意水準	76
郵送調査法	47
尤度比検定	102

よ
要因	82
要旨	4, 126
予備検定	84
予備調査	42, 47

ら
ランダム化比較試験	6, 38, 130
ランダムサンプリング	24
ランダム抽出	6
ランダム割付け	6, 38

り
利益相反	6, 16
リクルート	23, 25
リスク差	2
リスク比	5, 6, 80
両側検定	76
利用者評価	14
量的研究	7, 50
理論的サンプリング	52
理論的飽和	2
リンク関数	99
臨床疑問	18

臨床研究	18
臨床倫理	13
臨床倫理4分割の考え	13
倫理審査委員会	15, 30

る
類型化	52
累積寄与率	108

れ
レイアウト	47
レセプト	73
レセプトおよび特定健診のデータベース	73
連関係数	80
連続的サンプリング	24

ろ
ろ過的設問	45
ロジスティック回帰式	99
ロジット関数	99
ロジット変換	99
ロバスト	79
ロバストネス	79
論文	126
——の基本構成	126

わ
割付けバイアス	26
ワンアームの介入研究	38

【編著者略歴】

竹田徳則（たけだとくのり）
- 1982年　国立療養所東名古屋病院附属リハビリテーション学院作業療法学科卒業
- 2001年　日本福祉大学大学院社会福祉学研究科修士課程修了
- 2005年　星城大学リハビリテーション学部作業療法学専攻教授
- 2006年　日本福祉大学大学院社会福祉学研究科社会福祉学専攻博士後期課程修了〔博士（社会福祉学）〕
- 2021年　名古屋女子大学総合科学研究所

大浦智子（おおうらともこ）
- 1997年　国立療養所近畿中央病院附属リハビリテーション学院作業療法学科卒業
- 2002年　放送大学教養学部卒業
- 2007年　京都大学大学院医学研究科社会健康医学系専攻専門職学位課程修了
- 2015年　京都大学大学院医学研究科社会健康医学系専攻博士後期課程研究指導認定退学
- 2017年　博士（社会健康医学）
- 2019年　奈良学園大学保健医療学部リハビリテーション学科作業療法学専攻教授

木村大介（きむらだいすけ）
- 2000年　専門学校愛知医療学院作業療法学科卒業
- 2010年　星城大学大学院健康支援研究科修士課程修了
- 2015年　金沢大学大学院医学系研究科博士後期課程修了〔博士（保健学）〕
- 2016年　関西福祉科学大学保健医療学部リハビリテーション学科作業療法学専攻講師
- 2018年　関西医療大学保健医療学部作業療法学科准教授

廣江貴則（ひろえたかのり）
　早稲田大学理工学術院，放送大学大学院文化科学研究科を経て，2013年より京都大学大学院医学研究科．日本人間工学会認定人間工学専門家．専門は生物統計学・医学教育学・人間工学，質問紙設計論．生物統計学の理論的研究に携わるかたわら，東京慈恵会医科大学，洛和会音羽病院，公益社団法人地域医療振興協会などで研究方法論の教育や臨床研究の指導・支援を行う．

藤本修平（ふじもとしゅうへい）
- 2009年　弘前大学医学部保健学科理学療法学専攻卒業
- 2011年　弘前大学大学院保健学研究科博士前期課程修了
- 同年　　東京湾岸リハビリテーション病院入職
- 2016年　株式会社リンクアンドコミュニケーション事業開発マネージャー
- 2017年　株式会社豊通オールライフチーフマネージャー
- 2018年　京都大学大学院医学研究科社会健康医学系専攻指導認定退学
- 2019年　博士（社会健康医学）
- 同　年　株式会社豊通オールライフエリアマネージャー
- 2021年　静岡社会健康医学大学院大学准教授
- 同　年　法政大学経営学研究科修士課程修了

作業療法研究法　　　　ISBN978-4-263-21676-7

2017年10月25日　第1版第1刷発行
2022年 3 月20日　第1版第3刷発行

編　集　竹　田　徳　則
　　　　大　浦　智　子
　　　　藤　本　修　平
発行者　白　石　泰　夫

発行所　医歯薬出版株式会社

〒113-8612　東京都文京区本駒込1-7-10
TEL. (03) 5395-7628（編集）・7616（販売）
FAX. (03) 5395-7609（編集）・8563（販売）
https://www.ishiyaku.co.jp/
郵便振替番号 00190-5-13816

乱丁，落丁の際はお取り替えいたします．　　　印刷・真興社／製本・皆川製本所
© Ishiyaku Publishers, Inc., 2017. Printed in Japan

本書の複製権・翻訳権・翻案権・上映権・譲渡権・貸与権・公衆送信権（送信可能化権を含む）・口述権は，医歯薬出版（株）が保有します．
本書を無断で複製する行為（コピー，スキャン，デジタルデータ化など）は，「私的使用のための複製」などの著作権法上の限られた例外を除き禁じられています．また私的使用に該当する場合であっても，請負業者等の第三者に依頼し上記の行為を行うことは違法となります．

[JCOPY]〈出版者著作権管理機構 委託出版物〉
本書をコピーやスキャン等により複製される場合は，そのつど事前に出版者著作権管理機構（電話03-5244-5088, FAX 03-5244-5089, e-mail:info@jcopy.or.jp）の許諾を得てください．

最新の知見と事例を盛り込んだ待望の改訂第2版!

認知症の作業療法
ソーシャルインクルージョンをめざして

第2版

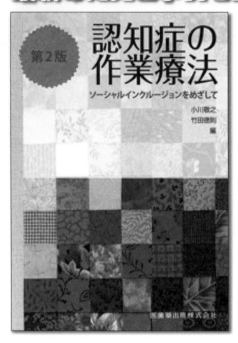

【編著】
小川敬之・竹田徳則

B5判　320頁
定価5,170円(本体4,700円+税10%)
ISBN978-4-263-21949-2

- 事例編を刷新し,「認知症初期集中支援(在宅での支援)」「整形外科疾患に併発する認知症(あるいは類似疾患)」「精神科疾患に伴う認知症」「介護老人保健施設での認知症短期集中リハビリテーション」などをテーマとする,いま現場で役立つ10の事例を収載.
- 認知症のタイプについて解説とあわせて典型的な事例を掲載.教科書的理解から臨床への橋渡しとなるよう配慮.
- 認知症の人を取り巻く政策動向・制度やサービスを解説.薬物療法や作業療法介入の手技,その研究報告などについて最新の知見を掲載.認知症の作業療法を理解・実践するために必携の一冊.

■おもな目次

第Ⅰ章 認知症を考えるにあたって
　老年期のこころ

第Ⅱ章 認知症の現在 ―知識の整理
1. 高齢社会と認知症
2. 認知症への取り組みの歴史
3. 認知症発症と関連因子
4. 定義と分類・症状
5. 認知症の人の評価に向けて
6. 薬物療法
7. 非薬物療法
8. コミュニケーション

第Ⅲ章 認知症の作業療法の実際
1. 認知症をどう理解するか
2. 評価の実際
3. 作業療法の技術
4. 対応の実際…事例編
　① 認知症初期集中支援チームでの柔軟な対応により,社会資源の利用につながった事例
　② アルツハイマー型認知症に対する訪問リハビリテーションでの支援事例
　③ 幻視と妄想によって外出回数が減った症例への支援
　④ 急性期病棟における整形疾患を伴う事例
　⑤ せん妄症状を呈した整形疾患患者に対するチームアプローチと作業療法の視点
　⑥ 精神疾患(統合失調症)を伴う事例
　　～窃盗をきっかけに医療に関わったケース～
　⑦ 精神発達遅滞を伴う事例
　⑧ 生活習慣を取り戻すことによって,周辺症状が軽減できたアルツハイマー型認知症への作業療法
　⑨ デリバリー作業によって在宅支援が成功したレビー小体型認知症の事例
　⑩ 事例の普遍性・再現性
5. 社会的資源
　(1)認知症の人のための施設 ／(2)認知症と福祉用具
　(3)家族会・啓発活動 ／(4)関連法規

第Ⅳ章 今後の展望
　これからの展望

第Ⅴ章 まとめ
1. 15年目の手紙 ―作業療法をとおして出会う人たち
2. リハビリテーションの実践 ―認知症の人の尊厳

医歯薬出版株式会社　〒113-8612 東京都文京区本駒込1-7-10　TEL03-5395-7610　FAX03-5395-7611　https://www.ishiyaku.co.jp/